人体使用手册③

自愈力的逻辑

吴清忠 著

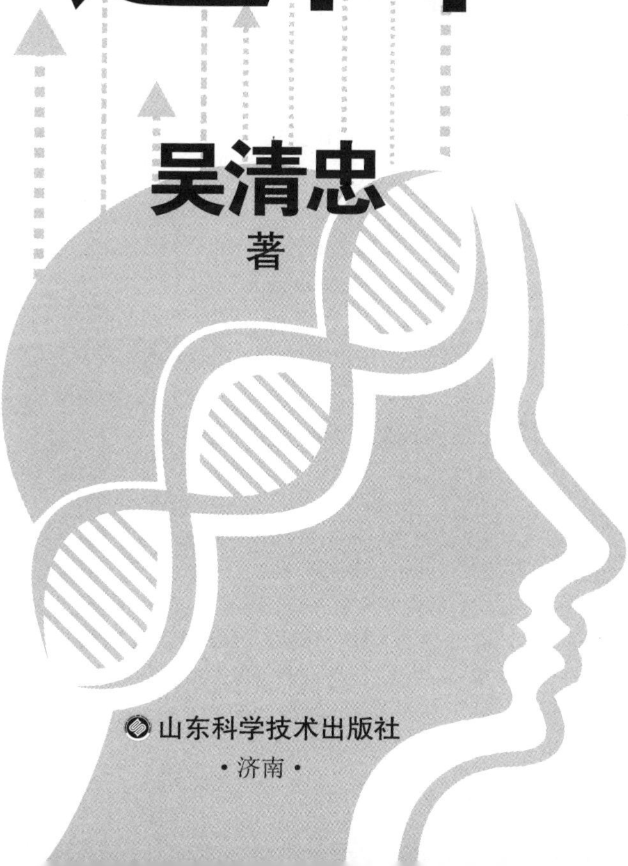

山东科学技术出版社
·济南·

图书在版编目(CIP)数据

人体使用手册.3,自愈力的逻辑/吴清忠著.--
济南:山东科学技术出版社,2024.10(2025.2重印)
ISBN 978-7-5723-1831-3

Ⅰ.①人… Ⅱ.①吴… Ⅲ.①保健—手册 Ⅳ.
①R161-62

中国国家版本馆CIP数据核字(2024)第095966号

人体使用手册3:自愈力的逻辑

RENTI SHIYONG SHOUCE 3: ZIYULI DE LUOJI

总 策 划:胜亚文化
责任编辑:张梦叶
装帧设计:尚书堂

主管单位:山东出版传媒股份有限公司
出 版 者:山东科学技术出版社
地址:济南市市中区舜耕路517号
邮编:250003 电话:(0531)82098088
网址:www.lkj.com.cn
电子邮件:sdkj@sdcbcm.com
发 行 者:山东科学技术出版社
地址:济南市市中区舜耕路517号
邮编:250003 电话:(0531)82098067
印 刷 者:上海盛通时代印刷有限公司
地址:上海市金山区广业路568号
邮编:201506 电话:(021)37910000

规格: 16开(165 mm × 230 mm)
印张: 12 **字数:** 130千
版次: 2024年10月第1版 **印次:** 2025年2月第2次印刷
定价: 55.00元

目录
Contents

第三篇 实例篇

第五篇　反馈篇　养生心得分享

第一篇

人体的自愈机制

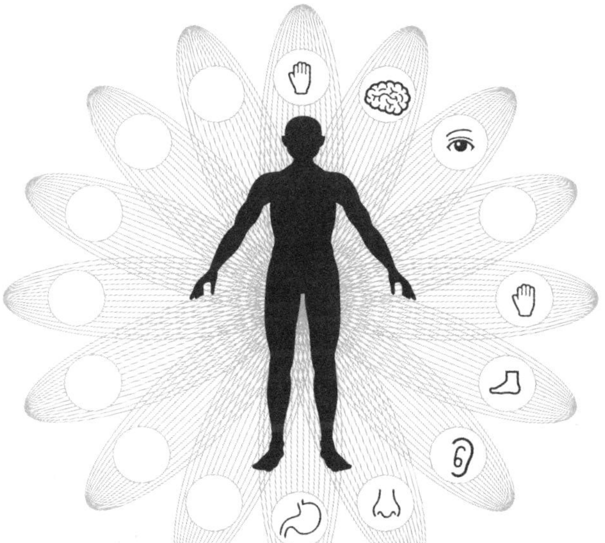

第一章　什么是人体的自愈

钱学森在他所著《论人体科学与现代科技》一书中阐述了“四个医学”领域，即治病的第一医学、防病的第二医学、补残缺的第三医学以及提高人体功能的第四医学。其中，人体的自愈能力是防病的第二医学的核心。大家所熟知的自愈一词，就是人体自行修复各种损伤的功能，也是一种现象。

◆ 促进自愈是中医的本质

我们都曾有过皮肤受伤的经历。当皮肤受伤后，我们来到医院处理伤口，医生做的主要是消毒，防止细菌感染。所有皮肤伤口的修复，都是通过身体的自愈机制完成的。实际上，人类至今尚未开发出能够修复皮肤伤口的药物。

如果皮肤上的伤口只能依靠自愈修复，那么针对人体内部器官的损伤，是否有修复的药存在？答案自然是否定的。中医很早就有“真药医假病”的说法，中医的药多数不是用来治病，而是以强化身体总体功能、提升人体自愈能力为主要目标的。可以说，促进自愈是中医的本质。

◆ 身体不适不一定是有病

再回到皮肤伤口的自愈现象。伤口在康复期间，会出现红肿、发痒、结疤等现象，这些现象都是平时不会出现的“异常”，都会让人觉得“不适”。人们有过皮肤康复的经历，就能明白这些“异常”和“不适”都是自愈的必经之路，也可以说是人体自愈行为产生的结果，没有人会把这样的“异常”和“不适”当成疾病来治疗。

就像皮肤的自愈会产生异常和不适一样，当人体的内部器官进行自愈时，也可能出现类似现象，却没有任何症状被理解为是自愈造成的，几乎都被定义为各种各样的疾病。或许诸多被定义为疾病的现象，其根本只是身体自愈时产生的症状，就像皮肤自愈过程中的红肿、发痒和结疤一样。例如，变应性鼻炎（俗称过敏性鼻炎）可能是身体排出寒气的现象，痛风水肿则可能是身体排出尿酸结晶的必要措施。

汽车的保养有两种，一种是非定期保养，另一种是定期保养。而人体的自愈有点像汽车的定期保养，目的是降低汽车使用中发生故障的概率，延长其使用寿命。人体自愈机制的运作，目的也在减少器官发生疾病的机会，延长人体的“使用”寿命。

人体的自愈，会因季节的不同、气血能量的高低、身体损伤的差异而呈现多种多样的修复形式。只要身体有充足的能量，人体的自愈行为几乎每天都在进行着。

大多数的人体自愈过程不容易被察觉，只有较严重的自愈过程才会让人感到不适。但是，在现有医学体系下，这类修复造成的不适多被定义为疾病。

◆ 不被药厂绑架，做自己的药剂师

长期以来，有关人体自愈的研究鲜少。我分析，主要是因为自愈研究做得愈多，人类对人体自愈了解得愈多，需要药物的机会就愈少，医药产业的收益就可能减少，自然不愿意开展这方面的研究。

自古以来，中医的药物处方是由医生设计的，药房只提供药材，所以中医医疗技术的发展方向主要由医生掌控；而现代的西医药物是由药厂生产的，医生需要遵照药物使用说明开立处方，因此药厂在西医医疗技术的发展方向上更具导向性。

由此发展出来的医疗技术，性质自然也不同——中医逐步走向以促进自愈为核心的理论体系；西医则发展出侧重于药物和手术治疗的理论体系（图 1–1）。

对于自愈体系，人们理解得愈多，对人体的信心愈坚定，养生的方向也愈来愈明了，即通过各种养生方法，不断提升人体的自愈力。人体的自愈系统不断地修复各个脏腑，随着脏腑能力的提升，整个人体的效能也随之提升；再通过学习重新定义慢性病的方法，以全新的角度理解慢性病，那么其治疗将不再遥不可及，也不再是完全不可逆的。

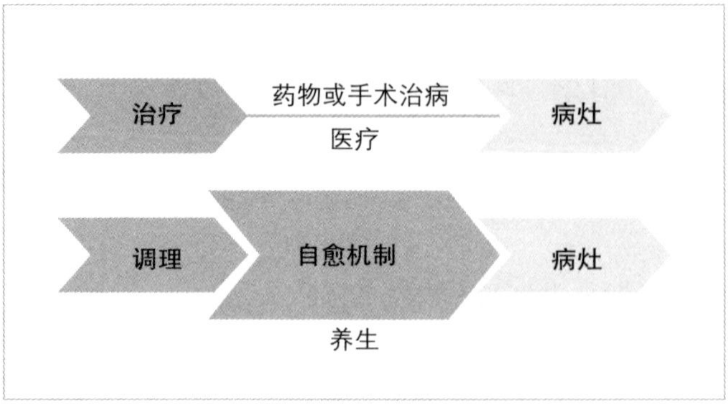

图 1–1　中西医治疗的不同方式

第二章 自愈是中医的核心概念

中医是从人体“设计者”角度发展出来的医学，西医则是从人体“用户”角度发展出来的，以不同视角观察人体，自然会发展出不同概念的医学。

我年轻时是一名控制系统的设计工程师，每次完成新产品设计，都需要写一本产品使用手册。《黄帝内经》是中医最古老也是最重要的一部经典著作，整个中医理论均源于这本书。我习惯在阅读一本书之前先浏览目录。第一次读《黄帝内经》时，我就发现这本书的目录很像我熟悉的产品使用手册。

《黄帝内经》一书先谈我们生活的环境，谈四季的变化，接着谈到人体的系统。西医学也谈人体的系统，例如循环系统、呼吸系统、消化系统、泌尿系统、神经系统等，但每个系统似乎独立存在，互不相关。

中医的系统只有一个，就是五脏六腑，这个系统不但适用于生理，也适用于心理，更可以扩展到心灵。也就是说，同一个系统贯穿身心灵三个体系。

另外，《黄帝内经》还谈到人体在每个季节应该如何使用身体，如果不按照正确的方法使用，就会产生相应病症；最终才谈到生病后该如何治病。这些章节与产品使用手册中的使用环境、操作系统、使用方法及维修方法非常近似。可以说，《黄帝内经》实际上就是一本完整的人体使用手册。

通常，使用手册是由产品设计者撰写的，《黄帝内经》如此近似于人体的使用手册，说明中医学的基本概念是从一位“设计者”的角度来观察身体的。相对应地，西医学是从“用户”的角度观察身体的。两种不同的角度，发展出来的医学体系自然也不同。

当我们面对不能解决的威胁健康的问题时，若能尝试从人体设计者的角度思考问题，往往更容易找到解决问题的方法。

◆ 从中西医的核心概念谈起

西医以消除症状为目标，形成“治症不治病，治果不治因”的治疗方法。

以过敏性鼻炎为例，主要症状是不停地打喷嚏，“治症”的逻辑认为病在鼻子，是鼻黏膜薄弱敏感，因此治疗的主要目的在于制止打喷嚏。中医则认为打喷嚏多是身体排出寒气的现象，是自愈活动的正常反应，其治疗的目的在于提升人体的能量，帮助身体更有效率地排除寒气，待体内寒气排干净，自然不会再打喷嚏。

中西医两种方法的差异，主要在于对人体能力的假设性判断不同。西医认为人体没有太强大的自愈能力，将异常现象多归类为身体出错，也就是生病。所以，看到不停地打喷嚏就认定是鼻子太敏感，是身体出了错。中医则认为人体有强大的自愈能力，在修复身体损伤或排出垃圾时，可能会产生异常的现象，让人体感到不适。当人体出现异常或不适时，会先假设身体没有故障，而是正在解决某个问题。例如打喷嚏时，鼻腔向外喷出液体，显然是在排出某些物质，而这种情形通常发生在天冷时，鼻尖或额头多会出现低温，所以判断这是身体排出寒气的正常现象。

对身体自愈能力强弱的假设性判断不同是中西医面对疾病最大的差异，而这种差异使得治疗方向完全相反。西医的治疗方向是如何快速制止打喷嚏的症状，中医的治疗则在于有效地排出寒气，并指导患者平时注意保暖，减少寒气入侵而创造致病的机会。

◆ 自愈活动会带来诸多异常和不适

如果皮肤伤口的修复会产生异常和不适，那么身体其他器官的修复是否也会如此？按道理答案应该是肯定的。但实际情况是，几乎所有的身体异常和不适，都被诊断为各种各样的疾病。比如前面提到的打喷嚏、流鼻涕等排寒症状，通常会被西医诊断为细菌或病毒感染所引起的上呼吸道感染或鼻炎；患者排出尿酸结晶过程中的水肿，是自愈机制修复身体损伤所产生的现象，目前却被定义为痛风。此外，大多数的炎症也是身体修复损伤的现象。

除上述两个例子以外，还有许多症状都和身体的修复有关。例如，在身体排除胃寒时不停打喷嚏后的数天，脚趾缝的皮肤会渗出黏湿的液体，这是修复胃时排出的废弃组织，因富含养分而使该处原有的细菌快速繁殖，从而造成霉菌感染的足癣。这些黏湿的液体可能是排出胃寒后的垃圾沿胃经到达脚趾的。

类似实例还有很多。那么究竟有多少自愈的现象被定义成了疾病？在未来，只有通过检视排查每一种症状，重新定义疾病，才能让真相呈现出来。

◆ 身体的自愈活动每天都在进行

只要身体有足够的能量，自愈机制就会不断地把潜藏的问题一一解决。这种不断清理垃圾的行为，能够使脏腑愈来愈强健、愈来愈年轻，实际上可以被称为“脏腑回春”，这是最理想的抗老化手段。

身体是一个很奇妙的个体，它能够在不断修复能量最低的脏腑的同时，维持其他脏腑的平衡，因此修复会经常在不同的脏腑之间进行，并且可以提升其功能。

许多脏腑的自愈都会产生身体异常或不适的现象，往往让人以为是生了病，即使知道是自愈造成的，也不知道要持续到何时才能结束。产生这种认知的主要原因是西医学对身体自愈的概念没有足够重视，很多人身上积累了大量的损伤，同时每天还在持续创造新问题，使得这种修复遥遥无期。

因此，了解日常行为中有哪些是不断创造疾病的“因”，停止创造这些“因”，再调整好气血，让自愈机制充分修复积累在体内的损伤，人才会拥有真正的健康。

第三章　自愈机制和免疫系统的差异

过去的一百多年间，人类制造的产品愈来愈复杂，许多产品的使用寿命也愈来愈长。例如，计算机和汽车几乎都能长时间使用，这是两种复杂程度比较接近人体结构的人造产品。相较于人体，这两种产品的寿命却短得多，它们需要维修的频率和次数也更多。人体和人造产品的最大差异在于，人体内部存在着一个功能强大的自愈机制，而人造产品没有。

◆　自愈是主动机制，免疫系统是被动防御

自愈机制和西医学的免疫系统，两者在本质上有很大的不同。“免疫”这个词源自传染病，传染病大多源于外来细菌或病毒对人体的攻

击，对此，人体的免疫系统只有被动的防御；自愈机制则不限于应对外来细菌或病毒的攻击，也不是被动的防御。面对人体各种不同原因的损伤，如日常耗损或外伤，身体会主动进行修复，甚至更换细胞等。

在医学领域，与免疫相关的研究很多，但是与自愈相关的研究却非常少，人们自然无从学习和理解。医学研究的成果，有的能从药品的销售中收回前期投入的研发成本，并且获得收益。自愈研究不会创造新药的需求，甚至可能对市场上销售的药品造成负面影响，显然不容易有类似新药的成本回收机制，医药公司没有理由进行这类课题的研究，也许这就是长期以来鲜有自愈相关研究的真正原因吧！

◆ 皮肤上的伤口所带来的启示与思考

前文提及的皮肤受伤的经历给我们两条重要的启示：消毒剂的作用是防止伤口细菌感染，而不是修复伤口，所有伤口的修复都是由身体自愈机制完成的；伤口在康复的过程中，会出现红肿、发痒、结疤等现象，让人感觉不适，属于生理上的异常，但它们并不是疾病，而是康复的必经过程。

上述两条启示引出了几个必须仔细思考的问题：

①如果皮肤损伤后的康复过程会出现令人不适的异常，那么在人体修复内部器官损伤的过程中，是否会有类似的现象？

②没有人在身体不适时被医生诊断为“身体正在修复某个器官，而不是病”，或许大部分由自愈机制所创造出来的现象都被当成了疾病。

③如果身体异常或不适是自愈机制创造出来的，那么以消除症状为目的的治疗手段，对付的是疾病还是自愈机制呢？

◆ 人体的自愈活动就像汽车做定期保养

人体自愈活动的进行需要一系列高智慧的决策机制来推动。例如，需要先衡量身体总能量的高低，再决定调用多少能量来进行修复；需要评估每一次的修复会消耗多少能量，当下是否有足够的能量来支撑，再决定是否启动修复；还需要对身体各个子系统的整体功能进行评估，找出状况最差的系统，首先对其进行修复，提升其能力，并同时保持所有子系统能量的平衡；等等。

我们还是用大家熟悉的汽车保养来比喻这一过程，或许能比较容易理解免疫和自愈的差异——免疫就像汽车在行驶中出现故障，这时不进行修理，车就不能开了；自愈则像汽车的定期保养，在汽车出厂时就已设定好，行进至一定里程就必须更换润滑油或零件，然后检查汽车的各个部件，可能有些损坏并不会造成当下就无法使用的局面，但是会影响外观或有安全隐患，汽修厂也会建议车主进行维修或更换零件。

汽车若出现故障，车主没有太多决策的空间，想要再开上路就必须要修理。定期保养则不同，车主可决策的空间较大，包括定期保养的间隔时间、里程的长短、外观损伤的程度、某些损伤如不修复可能承担的风险等，这些都是车主可以自行决定和调整的。人体的自愈活动就像汽车的定期保养，只是做决策的似乎不是大脑，我们大脑中从来不存在这些知识和技能。

◆ 身体主动发起的修复不容易中断

自愈行为并不由外来细菌的攻击或身体存在的疾病来触发。身体会按照自己的判断启动某些修复活动，而这些修复产生的垃圾有时会从皮肤排出，造成皮肤上的异常。这种由身体主动发起的修复活动，除非已完成修复工作，或者身体的能量降低至失去修复能力，否则不会停止。特别是气血较充足且身体比较健康的人，自愈系统启动的修复不容易被中断。

从免疫学观点来看，这种情形由于未受到外来细菌的入侵，完全是身体自发的修复行动，会被认定为身体的异常行为，就像身体的免疫系统正在攻击自己的内部器官；而修复过程中所排出的垃圾，又造成皮肤的异常，依照西医学的逻辑被归类为疾病，也就形成了自体免疫系统攻击的疾病。这类“疾病”多发于健康水平较高的人群身上。

从设计工程师的角度看，要构建人体这么复杂的系统，是人类目前甚至是可预见的未来都无法达到的高技术水平。既然能设计出这么高水平的系统，似乎不太可能存在“自我攻击功能”这样的低级错误，做出这种判断，在很大程度上低估了人体“设计者”的技术水平。

◆ 对慢性病的现有理解只是套了一件科学外衣

从人体设计者角度思考疾病时，始终要保持正面思维，认为身体出现某个问题必定是善意的，可能是由解决其他问题而造成的，不能轻易断言是身体出了错。从目前的科技水平来看，人类还不具备“发现人体设计错误”的能力。

以银屑病为例，曾经服用化学合成药的患者排到皮肤上的垃圾以化学品居多，而在治疗这种疾病时，又要大量服用此类药物，过段时间身体会再启动排除化学品的自愈行为，又会产生新的皮屑。如此周而复始，始终无法根治。

上述治疗手段很可能一边在消除疾病的“果”，另一边又在制造疾病的“因”，消除的方法恰好是创造疾病的手段，银屑病自然治不好。现有医疗系统虽然无法治好这些慢性病，却因此创造了源源不断的商机。这虽然不是正确的医疗技术，却是理想的商业模式，遂成为主流医学。

西医学不着重研究人体的自愈行为，原因可能是这类研究不会创造商业价值。因此，在慢性病缺乏痊愈手段的今天，对其理解和研究尚有长足的发展空间。

第四章　人体自愈系统就像计算机的杀毒软件

计算机是最像人体的人造产品，也曾有中病毒的问题。针对计算机的病毒，杀毒软件可以自动拦截和清除所有病毒。这是人类设计的系统。我始终相信，能够设计出人体如此完美系统的“设计工程师”，必定安排了比防病毒软件功能更强大的系统——人体自愈系统。

◆ 什么叫“真药医假病”

中医自古有“真药医假病”的说法，在深入研究人体自愈系统之后，我对这句话有了更深的理解。中医治疗正虚邪盛的疾病时，大多先调养气血能量，使其不断提升；其次则是调理五脏六腑，使其处于最佳状态；最后让人体的自愈能力处于最好的状态，最终由人体自愈系统修复身体的各种损伤。也就是说，中医的药不只专注于治病，而是兼顾提升身体的各种能力，然后依靠身体的自愈系统治病，这才是“真药医假病”的真正意义。

◆ 自愈系统能修复身体大多数损伤

就像杀毒软件能够查杀病毒一样，人体自愈系统也能修复大多数的人体损伤。中医治病就像计算机用户利用杀毒软件一样，不仅能祛邪（杀毒功能），更重要的在于调养身体的各项功能，以达到自愈系统（防御功能）能顺利启动的状态，然后自愈系统开始修复损伤。

西医学治病则不同。西医学起步于细菌和抗生素的发现，在其体系里，肉眼可观察到细菌导致疾病的真正原因，在利用抗生素消除细菌后，疾病就消失了。在这样的经验中，治愈疾病并不需要自愈系统。后来西医学就将细菌性疾病的治疗经验应用到各种疾病中。由此发展出来的慢性病治疗方法只利用药物来治病，而非人体的自愈能力。

这种眼见为真的治病逻辑很难在治疗慢性病时复制重现，只因慢性病表现在外部的症状只是结果，其原因远比细菌性疾病复杂，并且无法用肉眼直接观察。这种不能用眼睛洞察原因的慢性病，在当今西医学的治疗下也就无法痊愈。

◆ 眼见为真不是慢性病的养生王道

寻求治疗细菌性疾病药物的过程，主要是将细菌培养在多个培养皿中，然后在每个培养皿中滴入不同的药剂，找出能杀死细菌的那种。抗生素就是这样被发现的。

在所有研究方向都以眼见为真为导向的前提下，以消除症状为目的的治疗成为医学发展的主要方向。这种研究方向很难发现人体自愈系统存在的意义，也就形成了今天忽略人体自愈能力，而大多依赖药物和手术的现状。这种不追寻疾病原因的研究方向，可能是长期以来众多慢性病无法找到痊愈手段的主要问题所在。

遵循以人体自愈能力为核心的方向进行研究，发展出一套完全衔接人体自愈系统的养生方法，是一条有希望彻底解决慢性病的道路。从这个方向发展出来的方法，有可能如同使用杀毒软件一样简单，而且不同慢性病的解决方案可能是相通的，即中医所说的“异病同治”。

第五章　以自愈为基础的养生方法

养生活动除了情绪之外的生理调养，重点只有两个：

① 扶正，也就是“养气血”。

② 祛邪，也就是“排垃圾”。

当然，“自愈养生法”也不例外。

“养气血”的重点在于提升人体总体能量，“排垃圾”的重点在于排出身体内部的各种垃圾，让身体免受各种垃圾和有毒物质可能造成的伤害。

扶正和祛邪的直接目的不是祛病，祛病是人体内部自愈机制的“工作”。扶正和祛邪主要在于提升人体自愈机制的能力。气血能量升高，自愈能力自然提升——细胞周围的垃圾被清除，细胞吸收养分的通道畅通，各个器官的功能随之提升，就会进一步提高自愈能力。

自愈养生法是一套衔接人体内部，能充分发挥人体自愈机制的养生方法。在养生的过程中，必须对人体自愈机制的运行逻辑以及修复脏腑或器官时可能产生的各种现象充分了解。

这种养生方法是身体与生俱来的能力，不需要任何工具或特殊的药物，只要做好睡眠保障和营养吸收就可以。另外，也可以借助食物或外部的物理调理手段提升自愈的效能，让身体更快速地完成自愈。

◆ 自愈养生重点一：扶正——养气血

由于人体的自愈能力和气血能量成正比，气血能量愈高，自愈能力愈强。因此，养气血是自愈养生法的首要目的。

养气血在我的第一本书《人体使用手册（典藏纪念版）》中有详细的说明，只要把早睡、敲胆经和细嚼慢咽这三件事做好，气血能量就能提升。简单来说，人体在前半夜进入深度睡眠时造血效率最佳，早睡就是造血的第一要件；造血材料的吸收是造血的第二要件，敲胆经和细嚼慢咽可以提高营养物质的吸收效率。

养气血是养生活动中最重要的一环。一个人气血最充足的时候是刚出生时，随着年龄的增长，气血逐渐下降。可以说，气血下降的趋势就是老化的趋势，气血能量不足是多数老年人的特征。相反，气血上升，就能延缓衰老。

因此，从中医思维来看，好发于老年人身上的多数慢性病，原因可能就是气血衰败。只要有正确的调理方法，让气血能量不断上升，这一类慢性病就能很快得到改善。

养气血任务 ①：早睡

早睡能确保更好的造血功能。早睡也是良好睡眠质量的基础，多数的失眠最早都起因于晚睡——晚睡会因透支肝火而影响睡眠质量。

日出而作，日落而息，是人类原始的生活方式。当我们在睡觉时，身体同时也在进行造血以及重要器官的修复。许多现代人习惯晚睡，这种改变原始生活作息的生活方式，会让人体的造血时间缩短。如前文所述，人体最佳的造血时间是在前半夜进入深度睡眠时。因此，早睡是养气血最首要的任务。

今天我们看到的中药处方大多是几百年以前创造出来的，那个年代的人早睡是在初更（晚上七点），晚睡是在二更（晚上九点）。生病的人一定要早睡，也就是晚上七点就休息。中医的疗效不是只靠药物，睡眠和其他活动也是很重要的因素。现代人使用相同的处方，却不遵循原有的生活习惯，效果可想而知；即使原来有效的处方，以目前的作息习惯，效果也会大打折扣。

晚睡是多数慢性病产生的根源，由于西医学至今没有测量人体总体能量的方法，自然没有任何疾病被归因于能量不足。中医理论认为晚睡会使气血能量下降，这个观点因为没有具体的测量方法而无法得到验证，同时也无法证实晚睡不会影响气血。

没有气血测量手段，许多人体相关的健康课题就欠缺正确的判断。气血的真正意义在于它代表了一个人身体状态的好坏。

因此，在气血能量无法被测量之前，每个人只能通过自己的生活作息来判断各种异常是由于身体出现问题，还是修复过程所造成的现象。

例如，在调整作息一段时间之后，突然出现一些异常和不适，这些症状多数是因为气血回升，身体开始修复器官所产生的。相反，如果长期生活作息不良，导致气血不足，这时出现的异常和不适就很可能是生病。

比较健康的年轻人，坚持早睡一段时间后，身体状态会有明显改善，主要是年轻人身上积存的问题比较少，气血回升后，很快就能将可能存在的损伤修复。由于身体损伤不大，修复时的症状会相对轻微，甚至没有任何不适的症状。

相反，年纪较大的人，如刚退休的人，早睡一段时间之后，气血回升，身体会开始修复损伤，但由于多数脏腑的损伤都是长期形成的，累积的问题较多，因此修复过程中产生的症状多且较严重。我们在开始调整作息、早睡之初，需要对此有所了解，以免出现症状后不知所措。

养气血任务 ②：敲胆经

胆囊是储存和浓缩胆汁的器官。胆汁是由肝细胞分泌的，非消化期时经肝管和胆管进入胆囊内贮存，当消化需要的时候，再由胆囊排出。胆汁中起消化作用的是胆盐，可以将大块脂肪分散成脂肪微粒，还可以激活胰脂肪酶消化分解脂肪，以促进各种营养物质的吸收，直接影响造血原料的生产。

胆经是一条从头到脚的经络。在大腿外侧的一段，由于易被寒气侵入，很多人的胆经部位都堆积了大量垃圾，造成胆经不通畅，进而影响胆功能的正常运行。敲胆经有助于身体将垃圾排出，疏通经络，并促进营养的吸收。

敲胆经的方法

手握拳，每天敲打左右大腿外侧胆经部位（环跳到膝阳关之间，如图5-1）各200下；或搭配按摩油，以指节由上往下推20次。

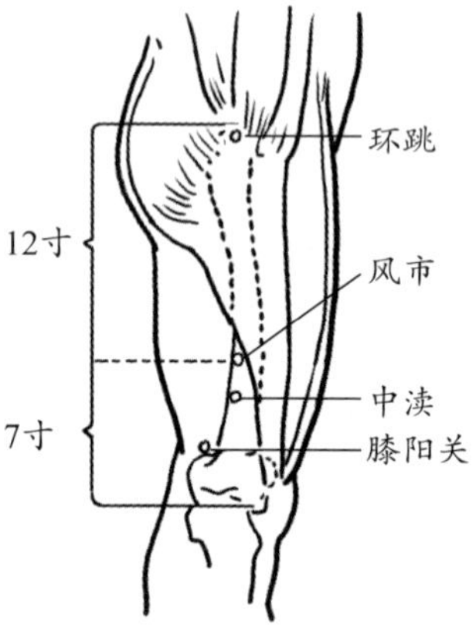

图5-1　大腿外侧胆经腧分布

养气血任务③：细嚼慢咽

除了敲胆经，细嚼慢咽也是促进营养吸收非常重要的饮食习惯。

“肥胖是营养过剩造成的”，这是西医学教给多数人的常识。实际上，这句话应修正为“肥胖是吃过多食物造成的”。吃得多并不代表营养就过剩，因为吃下的食物不一定就能被吸收，食物的吸收率是影响营养吸收和身体健康的一个很重要的因素。

细嚼慢咽可以提升食物的吸收率，当食物吸收率提高后，人的食量自然会逐渐下降。理论上吃饭时间拉长一倍，食物吸收率有可能提高一倍，这时人的食量就可以减少一半，肠胃负担大约只有原来的35%，肠胃的疾病才有机会因减少负担而得到改善。当肠胃的问题改善后，脾虚的可能性会直接降低——脾虚是造成大多数人肥胖的最初原因。

大多数肥胖的人没有细嚼慢咽的饮食习惯，吃饭太快，未被充分咀嚼的食物无法被身体顺利吸收，虽然吃下很多食物，身体却没有得到足够的营养。由于营养不足，身体需要更多的食物，激发出“更好”的胃口，形成恶性循环，愈吃愈多，未被吸收的大量食物残渣堆积在大肠里，形成细菌滋生的温床，导致脾虚，最终形成肥胖——所以多数人的肥胖是从小腹开始的。

因此，吃东西时放慢速度，在嘴里多咀嚼几下，提高食物的吸收率，可以减少食量，让人不容易变胖，这是减肥的第一课。食物被吸收的部分不会转化成导致肥胖的脂肪；相反，没有被吸收的食物残渣才是造成肥胖的元凶。细嚼慢咽是减少这些元凶最直接的方法。

◆ 自愈养生重点二：祛邪——排垃圾

自愈养生法的第二个重点是排垃圾。人体排垃圾的通道，除了人们所熟知的消化系统的大小肠以及泌尿系统的尿道之外，皮肤是另一个非常重要的通道。垃圾的运输通道有消化系统、循环系统，还有由体液流通系统构成的经络系统，后者也是自愈养生法中最重要的一个垃圾运输通道。

人体的细胞遍布全身，每天需要吸收养分，同时也会产生垃圾。细胞产生的垃圾会先排到身体内部细胞周围的体液中，随着体液的流动，部分垃圾会进入淋巴系统，再回流到静脉。在西医学理论中，经络是不存在的。中国近年来有关经络物质基础的研究发现，实际上存在着沿经络方向运动的流动场，部分细胞产生的垃圾会循着经络方向流动，而所有经络中的垃圾最终都会汇流至背部膀胱经。

膀胱经上存在着对应各条经络的腧穴，如对应肺经的肺俞穴、对应心经的心俞穴等。十二条和脏腑对应的经络，在膀胱经上都存在着对应的腧穴，这些腧穴是各条经络中的垃圾流入膀胱经的入口。此外，膀胱经上还有一个膀胱俞穴，理论上腧穴是两经交会的穴位，但膀胱俞穴没有其他交会的经络，它应该是整个膀胱经的总出口，也就是说，所有通过经络汇入膀胱经的垃圾，最终都会从这个穴位流入膀胱，再从膀胱以小便的形式排出体外。

这个以经络为主的垃圾运输通道，虽然在科学上还有待验证，但在中医经络推拿中早已得到广泛应用。

排垃圾任务：按摩膀胱经（刮痧、梳头、推背）

按照体液流动的方向推拿膀胱经（图 5-2），能使整个背部的垃圾迅速排出，也能改善因经络不畅而造成的诸多身体不适。如青光眼患者因眼压过高导致的胀痛，只要连续数天按摩膀胱经，胀痛即能有效缓解。

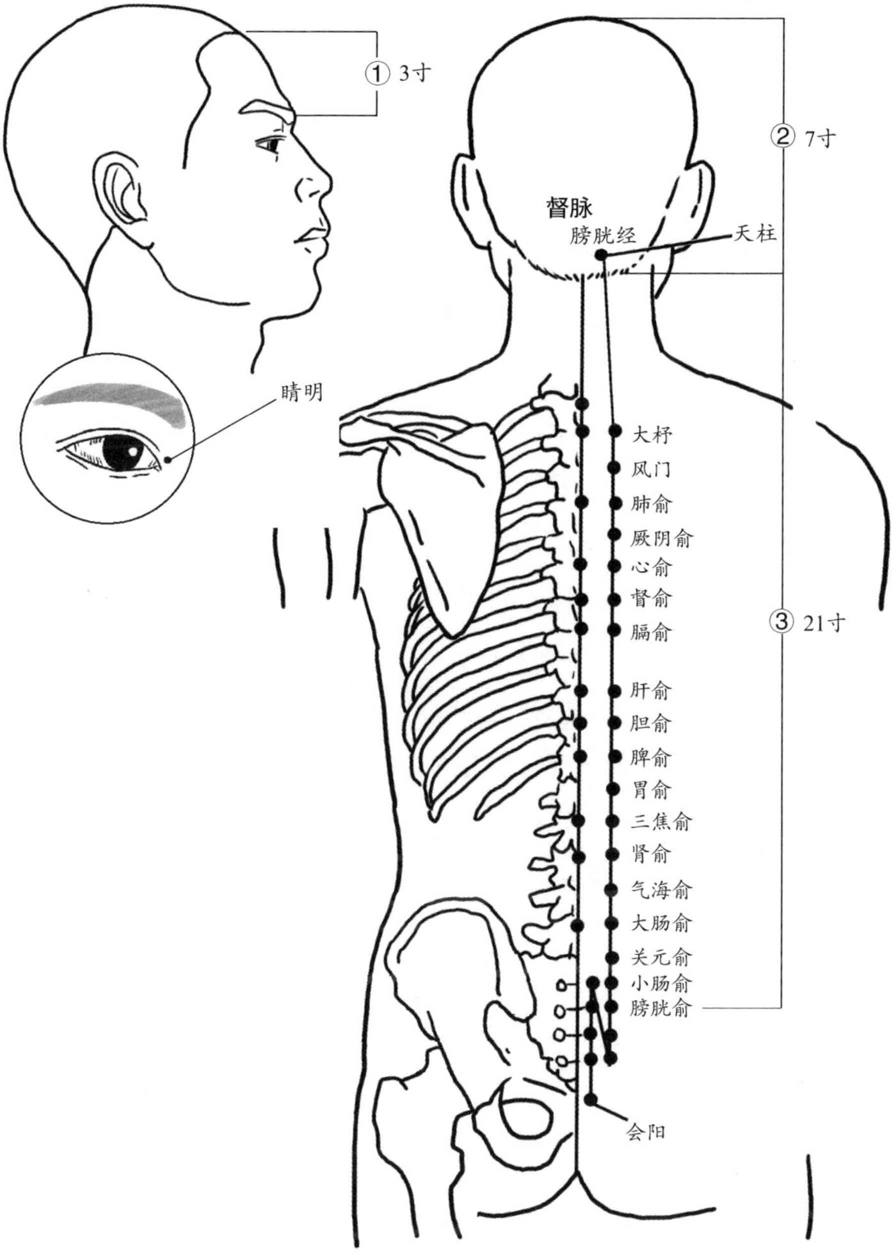

图 5–2　膀胱经背部腧穴分布

此外，除了有疏通经络、改善症状的效果，按摩膀胱经还能有效消除背部赘肉，最终达到减肥的目的。

膀胱经连通着其他十一条对应脏腑的经络，是各条经络垃圾的出口，就像一座城市的总排水沟，只要清理了总排水沟，上游的小排水沟就会随之通畅。只要膀胱经中各个对应经络的腧穴均畅通，其他十一条经络就不容易堵塞。因此，按摩膀胱经可以说是保持所有经络通畅的最有效方法，能起到“四两拨千斤”的作用。

膀胱经也是一条从头到脚的经络，起点位于眼睛内侧的睛明穴，沿着头部向后延伸至后颈，接着再到背部。疏通膀胱经应从前额开始，自眼睛上方向头顶刮痧；头部则利用梳子梳头皮，至后颈的发际线；接着来到背部，从肩颈部由上往下推拿，以促进膀胱经的疏通。

背部膀胱经的按摩有两个方案可以选择。

第一个方案是只推背部，从肩颈部推到腰骶部的膀胱俞。这种方法比较简单，按摩范围涵盖了十二正经上的背俞穴，可以作为每天的按摩功课，只要将与十二正经相通的背俞穴疏通，其相关经络就不容易堵塞。

第二个方案则是自膀胱俞继续向下推，推到脚部膀胱经最下方的至阴穴（足小趾外侧距趾甲约 0.2 厘米处，如图 5-3）。这种按摩的效果会比只按摩上半身更好。如果脚部出现水肿，可以用这个方法缓解。

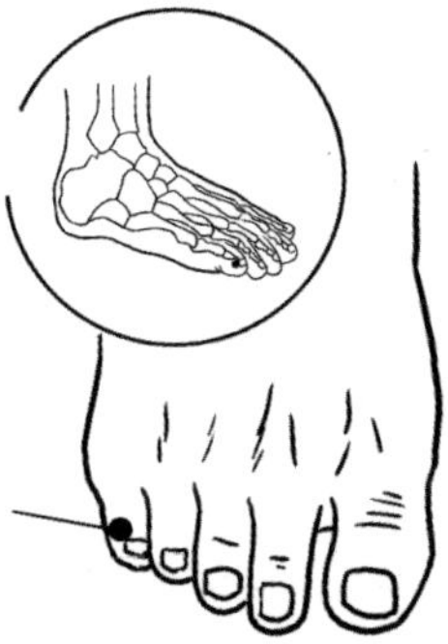

图 5–3　膀胱经最末端的至阴穴

◆　自愈养生最大难题：辨症状

当身体感觉不适或出现一些异常时，如何分辨这些症状是疾病的表现，还是器官修复造成的现象（即热爱养生者常说的“瞑眩反应”或“好转反应”），是自愈养生法中最大的难题。

皮肤伤口在康复过程中会出现红肿、发痒、结疤等异常和不适，这些症状都不是疾病的表现，而是自愈行为的必然现象。同理，人体的自愈机制修复体内器官时，也会产生异常和不适。在自愈养生法中需要学习的就是如何分辨哪些异常和不适是身体自愈机制所造成的，即通过身体的异常和不适正确理解各种自愈行为。

理解了身体当天的修复行为后，我们就能拟定相应对策。例如，知道了身体在排寒气后，这一天就可以多进食热性的食物或汤水；确定了身体正在修复胃或小肠，对于当天的食欲缺乏就不用太在意。针对身体的修复行为，最重要的对策是多休息和早睡，让身体集中能量，以尽快完成修复。

◆ 终止自愈症状的两个方法

对于由身体自愈机制产生的症状，至少有两种方法可以消除。

①提升人体总体能量，帮助人体较快地完成修复。一旦修复完成，症状自然消失。

②降低人体总体能量，让人体因能量不足而停止修复工作，症状也能因此消失。

在20世纪初，西方盛行的放血疗法就是典型的第二种方法。放血后，身体自愈机制收到了紧急警报，会停止一切进行中的修复工作，优先处理出血问题，而只要修复工作停止，此前的症状自然就会消失。

比较这两种方法，第一种需要提升人体能量，帮助身体完成修复，需要的时间较长，而且无法准确预估症状消失的时间；反之，降低能量让身体停止修复，能够很快终止不适的症状，医生可以准确预估症状消失的时间以及可能出现的现象。

长久以来，中医用的多是提升人体能量的方法，但西医学由于没有人体总体能量的概念，仅专注于症状的改善和消除。降低人体能量，可以迅速终止症状，因而成为治疗大多数症状的主要手段。

第六章　人体“全修复”状态的实例

人体的自愈能力长期以来被医学界所忽视。简单的皮肤伤口都是依靠身体自己完成的，没有药可以修复，复杂的体内器官受损同样在一定程度上依靠自愈来修复。

◆ 从启动自愈能力到提升自愈的效果

今天的医学很少应用人体的自愈能力，自愈能力是不是有可能修复更复杂的人体损伤？这是我一直想开展的一项课题。

中医很早就有一句话，即“真药医假病”，表达的就是没有药能真正修复身体。中医治病的方法主要是“扶正”和“祛邪”，两者都旨在提升人体的能量水平和脏腑效能，最终的目的在于提升人体的自愈能力，再由自愈能力祛除疾病。

我研究人体自愈能力已有多年，随着研究的不断深入，我对人体自愈能力有了愈来愈多的理解，而利用它解决的问题也愈来愈多，如我自己的掉发问题、亲朋好友的各种慢性病。一开始只是按摩辅助，现在则可以利用一些小分子的营养补充品等措施不断地加快调理速度，也不断地提升自愈的效果。

人体自愈这个课题很难在网络上找到相关论文，医学界很少做这方面的研究。我通过多年研究发现，只有从这方面的研究着手，克服慢性病才有机会找到真正的解决方案。

接下来要讲述的案例很特别，是利用自愈手段改善心脏疾病的实例。

◆ 孩子夏天赖床，可能是心脏自愈的现象

在我的上一本书《人体使用手册：儿童健康养成手册（漫画版）》中分析过儿童夏天赖床可能与心脏的修复有关。这类儿童多有心火较盛、舌尖偏红的症状。但夏天过后，舌尖的红就会退去，晨间也不再赖床。这些孩子中有的曾经在夏天中过暑，我由此推测，他们的身体可能在夏天启动了心脏修复，修复的时间可能在晨间五至七点，因心脏修复消耗了太多能量，所以虽然经过一夜的睡眠，人仍然非常疲累，晨间起不来床。

因此，如果父母在夏天发现儿童晨间赖床，先不要怀疑孩子懒惰，应先考虑孩子是否处于自愈机制修复心脏的状态。在暑假期间，父母可

以允许孩子睡到自然醒。

如果孩子能有充足的睡眠，身体顺利地进行自愈活动，通常一两个暑假就能完成修复。心脏完成修复，夏天时孩子自然不会再赖床，舌尖也不会总是发红。孩子的这种心脏修复工作，很可能会避免中年之后可怕的心脏疾病。

◆ 成人的心脏修复

成人的气血能量比儿童要低，多数情形下身体缺少足够的气血能量以启动心脏的修复。因此，儿童修复心脏时的夏天晨间赖床现象，在成人身上很少出现。只有生活作息良好的成人，才有机会启动心脏的修复。

我们在十多年前做过一次疑似心肌炎患者的自愈试验。当时我们指导她调养身体已有三年多的时间，她的气血能量已经相当高了，面部气色白里透红。她有一个比较大的困扰，就是夏天晨间起不了床。她告诉我们，年轻时曾因严重中暑而昏倒，于是我们怀疑她患有心肌炎或其他心脏疾病。

我们建议她进行“24 小时睡”的调养，早上即使醒来也不要起床。前 3 天她很难入睡，总感觉昏昏沉沉；到了第 4 天，她全身无力，连手臂都抬不起来，近乎全身瘫痪，进而开始正式的“24 小时睡”。因为她长期在我们这里做调养，对我们十分信任，面对这样近乎瘫痪的状况并没有表现出太大的惊慌。

对身体内部的自愈系统而言，心脏损伤排在最优先需要修复的地位，所以只要气血能量足够，夏天就会启动心脏的修复。但是身体内部的自愈系统会因为她每天的工作和作息，在早晨七点她起床后就自动停止修复。连续 3 天不起床，自愈系统认定她不需要起床，就进行持续修复。在这种状况下，身体停止了大部分活动，也停止了各种能量消耗，集中全身能量做单一脏腑的修复。我将这种状态定义为“全修复”状态。

心脏的“全修复”占用了身体大量的气血能量，使她连抬手的力气都没有，这就是前 3 天要求她“24 小时睡”的主要原因——引导身体进入“全修复”状态；而进入这种状态后，人体就真的开始 24 小时睡眠了。

在她进入“全修复”状态后，我们每天帮她做两三个小时的全身经络按摩，让脏腑保持在最好的状态，也避免长期卧床导致其他问题。她进食和大小便都需要人帮忙，持续昏睡了 14 天，第 15 天清晨她自然醒来，整个人感觉神清气爽，从此夏天不再赖床。

我们猜测是她的自愈系统完成了心脏的损伤修复，但至于修复到何种程度，以目前的检测技术尚无法精确评估。

第七章　医疗和养生的差异

医疗系统治疗疾病的主角是医生，主要依靠的是“外力”，治疗手段以药物和手术为主。这种治病方法并不考虑自愈机制是否存在，完全由医生主导。

以养生方法祛病，主角则是人体内部的自愈系统，依靠的是“内在的自愈力”，祛病方法在于不断提升人体自愈系统的能力，让自愈系统发挥它应有的功能，将各种器官的损伤加以修复。

◆　医疗对别人负责，养生对自己负责

医疗系统必须对他人的生命承担责任，因此依照法律规范行事，用来治病的方法也必须经过实证检验；养生是自己对自己负责，在合理

范围内只要是自己认可的观念和方法都可以尝试使用。我在本书中分享了自己的养生经验和观念以及对疾病的理解和调养方法，这些经验和方法仅供对养生感兴趣的朋友参考，不作为治病的依据。

慢性病是现代人最大的梦魇，许多人会上网查找可能的病因和解决之道，但大部分的慢性病都是“原因不明”，也没有真正的根治方案。这时，我们就需要通过学习重新定义疾病的方法，找出自己能够掌握的养生之道。

◆ 医疗改变的是身体和器官，养生改变的是观念和习惯

我通过不断与读者接触，发现他们有一个共同点，那就是看过我的书后，能够积极地改变睡眠习惯，不再晚睡熬夜，生活习惯比大多数人更健康。

在接受“晚睡影响健康”的观念之后，一旦晚睡，就会有“自己正在损害身体”的罪恶感，慢慢地就愈睡愈早了。观念改变，习惯随之改变，健康水平就向上升的趋势发展。养生的目的就在于，创造一个不断上升的健康趋势，而睡眠是其中最重要的因素。

◆ 医疗“治已病”，养生“治未病”

“治未病”这个词在《史记·鹖冠子》记载扁鹊的故事中（以下为白话文）就已出现：

魏文王问扁鹊："你们兄弟三人，都是医生，谁的医术最好呢？"

扁鹊说："大哥最好，二哥其次，我最差。"

文王又问："那为什么你最出名呢？"

扁鹊答说："我大哥治病，治的是病情发作之前，一般人不知道他事先能铲除病因，所以他的名气无法传出去，只有我们家的人才知道；我二哥治病，治的是病情初起之时，一般人以为他只能治轻微的小病，所以他的名气只及于本乡里；而我扁鹊，治的是病情严重之时，一般人看到的是我用针来放血、动大手术，好像我能治一切疑难杂症，使人起死回生，以为我医术高明，因此名气响遍全国。"

魏文王听后，感触很深，得到了许多启示。

从前面这段故事中，我们知道扁鹊三兄弟中，老大"治未病"，老二"治初病"，老三扁鹊"治已病"。

"治未病"的"病"多处于病因初现，病情未发作时。只有对"治已病"很熟悉的医生，才知道什么原因会导致什么样的病，在"病因初现"时就将之去除。但这时往往没有明显的疾病症状，旁人根本无从发现，患者自己也不知晓，除了更高明的医生，没有人知道他治了"未病"，难怪只有扁鹊家人知道扁鹊大哥的医术最高。

人们常谈论"治未病"，好像"治未病"是人人都能做到的易事。如果不会"治已病"，根本不知道疾病的原因是什么。不知病因，如何在"未病"之前就观察到制造"病因"的行为或事件，然后加以防范？又怎么"治未病"？

举例来说，西医生总是说运动能健身，很多人也深信不疑，但有个朋友却因运动而生了大病。他很喜欢晚上打篮球，我曾劝他改变这个习惯，因为忙了一整天后，气血能量几近耗光，这时所用必定是透支来的肝火。打篮球这样激烈的运动会让身体变得很亢奋，人运动后虽然累，却不一定能睡好，再加上肝火盛，即使睡着也影响睡眠质量。

从中医观点来看，运动能疏通全身经络，也能提升心肺功能，这些都是优点。然而运动的缺点是能量消耗大，特别是打篮球这样的激烈运动消耗更大，因此运动后必须有优质的饮食加上良好的睡眠，也就是吃好和睡好，这样才能将消耗的能量补充回来，甚至最后还有剩余储存起来。其中，睡好指的是必须在晚上十点前入睡，这也是运动员在训练期间多半要在晚上八九点前入睡的原因。

晚上打完篮球已经九十点了，再吃个宵夜就更晚了，加上精神过于亢奋，早则凌晨一点，晚则凌晨两三点才能入睡，当天消耗的气血能量无从补充。长此以往，健康一点一点地被消耗，导致重病是必然的结果。这个朋友 47 岁那年，就在我告诫他要停止晚上打篮球的锻炼习惯的两年后得了心肌梗死。

如此分析下来，这种错误的运动方式是他生病的原因之一。在朋友发病前两年，如果他能听取劝告，可能就不会生病了。可以说，他错过了“治未病”的机会。这种失败的“治未病”案例，往往只有事后回顾，在悔悟中才被发现和证实。

成功的“治未病”经历不易被证实，甚至当事人都不会发觉自己逃过了一劫。这就是扁鹊的大哥擅长“治未病”却不为人所知的原因。

西医学有预防医学这一学科，但和“治未病”仍然存在着差距。预防医学对已知病因的传染病疗效确切，称得上具备“治未病”的能力，但是对于多数完全不知道病因的慢性病，效果就很有限，特别是一些被归类为遗传性的慢性病就更难有作用。

一位具有“治未病”能力的医生，虽然医术高超，“业绩”却平淡无奇，甚至鲜有人了解他真的治愈了尚未发生的疾病。在这种情形下，他若开设一家以“治未病”为主的医院，将如扁鹊所说，像他大哥般医术高超，却除家人之外无人理解。可以预见，这样的医院必定门可罗雀，最终经营不下去。

不过，“治未病”作为医疗技术不易打开市场，却可以作为养生的基础。养生是作用在自己身上的医疗技术，通过重新定义和理解慢性病，找出病因，并针对原因调整生活习惯和脾气性格，从而避开那些可能导致疾病的原因，进而达到“治未病”的目的。可以说，“治未病”是养生技术追求的最终目标。

我曾经提过一个养生法：目标管理养生法。

一天比一天好，只要今天能**吃好、睡好、拉好、不生气**，今天就能比昨天好。

只要每天都能比前一天好，身体自然会产生一个气血上升的趋势，时间长了，大多数的疾病都能得以改善。

这段话充分说明了“治未病”的根本途径。

吃、睡、拉和情绪，是每个人每天行为的总结，其实就是我们常说的吃、喝、拉、撒、睡，简言之就只有吃、睡、拉，再加上情绪。这四件事做好了，身体就有可能一天比一天好。大多数慢性病的形成都是因为这四件事没处理好，问题长期积累下来，身体一天比一天差的结果。

正确的运动方式才能促进健康

只有正确的运动才能促进健康。正确的运动包括两个方面：一方面是运动本身，可以疏通经络，提升心肺功能；另一方面是运动后的吃好和睡好。吃好是要吃促进健康的食品，并且做到细嚼慢咽。睡好是必须在晚上十点之前入睡，同时要拥有良好的睡眠质量。吃好加上睡好，才能把消耗的能量补回来。

我常用企业销售行为来比拟这两个方面。企业销售也分为两部分：第一个部分是把产品交给客户，这时企业付出了所有成本，产品交付就像运动一样，是消耗能量的行为；第二部分是收回货款，这时能把成本收回，再加上利润，就像运动后的吃好和睡好，补充能量后还有剩余一样。

只销售产品却从不收款的公司，倒闭只是时间问题。同样，如果只运动，却缺少吃好和睡好这两个能量补充途径，那么生病是必然的结果。

中国人常说的气血，其实和西医的老化概念非常接近。所以，气血下降趋势也和老化趋势很接近。老化是每个人都无法避免的生命轨迹，但是老化速度是自己可以掌控的。长期做到吃好、睡好、拉好和不生气的人，老化速度就会慢些；相反，做得不好的人老得就会比较快。

大多数慢性病都发生在中老年阶段，中老年人和年轻人的差异主要表现在老化程度的高低，也就是气血水平的高低上。因此，如果能做到减缓老化，就有机会避免各种好发于中老年人身上的慢性病。

如何做到吃好、睡好、拉好和不生气？常会有人问我这个问题，我的回答很简单，就像小时候那样吃、睡、拉和处理情绪。想吃就吃，吃东西时总是很开心；想睡就睡，想拉就拉；不开心就哭，开心就笑，即使刚哭过，眼泪还挂在脸上也能笑。

这就是吃好、睡好、拉好，再保持好情绪。其实这是每个人天生都具备的能力，只是长大后增加了许多认知和顾虑，慢慢丧失了这些基本能力。学习“治未病”，就是帮助我们恢复这些基本能力。

第二篇

疾病的因和果

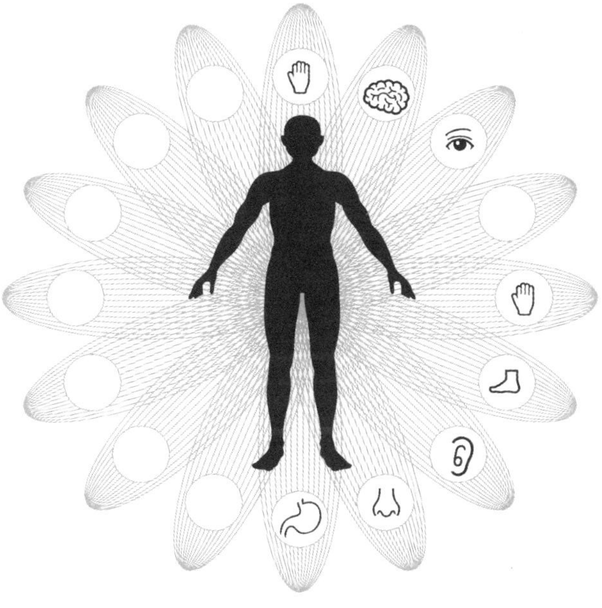

第八章　探究真正原因才能根治疾病

西医学是一门实证科学，“眼见为真”是最重要的原则，对于疾病的定义也是如此。

如图 8-1，西医学是以可观察到的身体异常和不适来定义疾病的；而从中医学观点来看，这些异常是结果，不是原因。“治因不治果”是中医非常重要的原则，如果找不到原因，是无法开处方的。

中医有“辨证论治”的诊断程序，必须就看到的各种人体信息进行整合，加以分析，从而找出看不到的可能致病原因。每位中医医生在累积了一段时间的经验后，脑中都会有一副自己的人体模型作为判断根据。

图 8-2 是我自己建立的人体模型。这个模型的核心认为，身体内部存在一个功能强大的自愈系统，能够修复人体各种损伤。

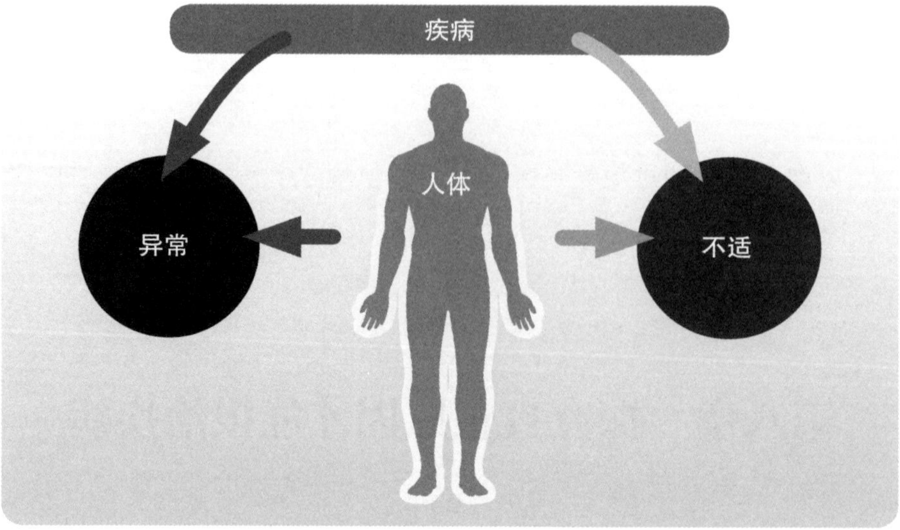

图 8–1　西医学将身体的不适和异常定义成疾病

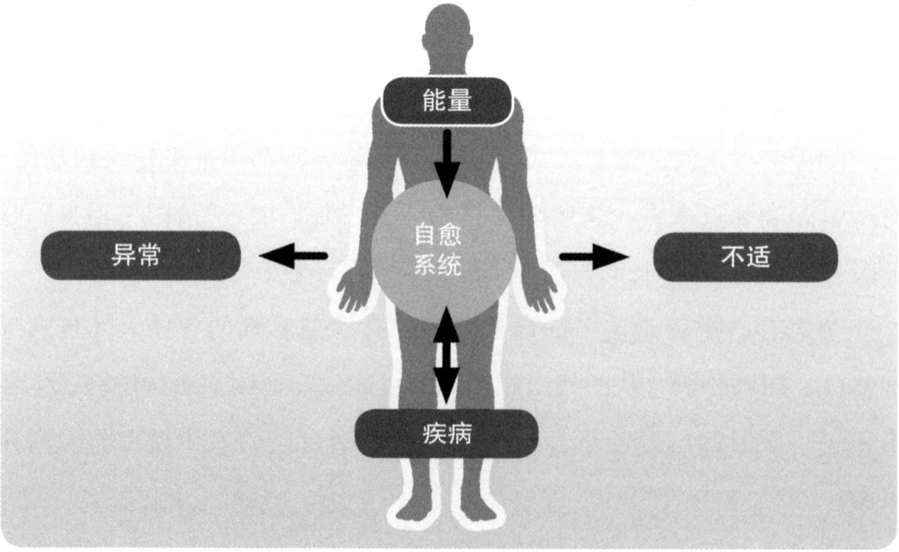

图 8–2　假设身体内存在自愈系统，
则异常和不适是自愈产生的结果

◆ 推理找出疾病的最终病因

以前文提到的过敏性鼻炎为例，图中的“疾病”是身体长期存在于体内的寒气；自愈系统排除寒气时，产生了液态的垃圾“鼻涕”，即图中的“异常”；人们用打喷嚏的方式把寒气排出，“打喷嚏”的表现即图中的“不适”。也就是说，异常和不适都是身体排除寒气的结果，病的根源是寒气。

寒气是从异常和不适推理出来的第一层病因，但并不是最终的病因，还需要进一步推理，找出寒气是从哪里来的。最终的病因，通常和患者的日常行为直接相关。

寒气大多是由于天冷时穿得少或对于感冒的处理方法不当造成的。这就是患者行为上的缺失。只有推理到这个层面，才算是找到最终的病因。

◆ 如何去除导致疾病的原因

找到真正的病因后，调理祛病的方法也就自然呈现，只要去除导致疾病的原因即可。如过敏性鼻炎的病因，不外乎受寒或感冒处理不当。衣服穿得少，是寒气进入身体的原始原因；而感冒则是身体自己排除寒气的行为，却常被当成疾病阻止。大多数治疗感冒的方法都是在消除症状，实际上却是在中断人体排除寒气的行为。

先谈一谈如何去除原始病因，也就是如何阻止寒气进入身体。这是一个看似简单的问题，实际上却有一些背后因素需要说明。首先，人体在不同季节有不同的能量分配模式。冬天时，身体会调用大量血液抗寒。当寒流来袭时，每个人的经络状况都大致相同，身体处于“肺热”和“肝热”两种状态。“肺热”是身体集中大量气血能量在肺部，防止呼吸时冷空气对肺造成损伤；而“肝热”则让身体表面分布了较多的气血能量，增加身体总体的抗寒能力。这时，由于抗寒消耗了大量的能量，身体能够调用来进行自愈的能量很少，多数身体的损伤只要能暂时搁置，就会暂不处理。

虽然身体处于良好的抗寒状态，但是寒气仍然可能因穿得不够保暖而侵入身体。此时身体由于没有多余能量清除这些寒气，会以某种特殊的形式将寒气储存在身体内部，等到春天或夏天气温回升时，身体有较多可调用的能量时再处理，可能要等到 3～6 个月之后了。

身体的这种操作很容易造成人们的误会。很多人会因为衣服穿得少，一时未出现感冒症状，就误以为自己足够强壮，可以应付这种低温的状况。殊不知，受寒和排寒可能会间隔几个月，而在这段时间内身体积存了大量的寒气。

这是大多数人身上积存寒气的主要原因。许多重病患者在调理的过程中，多数时间都在排出寒气，寒气的垃圾会积存在身体多个部位，导致各种各样的疾病。

谈论到这里，有几个中医特有的概念必须说明。

第一个概念：身体会因季节不同有不同的能量配置。冬天需要调用能量保温，秋天和春天也会调用部分能量保温。只有夏天身体才会把所有保存的能量释放出来。所以，夏天身体拥有的能量最多，可调用来促进自愈，多数人体的自愈工作也都在夏天进行。

第二个概念：寒气是可以储存的。身体在自身能量不足以排出寒气时会将其储存，等身体有能力时，再启动排出寒气的行为。因此，感冒时所排的寒气，有时不是近期进入身体的，可能是数月或数年之前积存于体内的。

第三个概念：人们的行为创造了疾病的因。身体积存大量寒气，往往是患者天冷时没穿暖，让寒气侵入身体，因而创造了病因。

第四个概念：表面上的症状是结果，而不是原因。中医称这种结果为“症”，推理找到的病因才是真正的“病”，故中医有“治因不治果，治病不治症”的基本原则，这也是“头痛医头，脚痛医脚是庸医”的由来。头痛和脚痛都是症状，是结果。好的医生不会直接治头或脚，必定会先分析辨证，找出真正的病因，然后再治病。

以打喷嚏为例，虽然从表面看症状表现在鼻，但根据经验推理，病根本不在鼻，调养的重点也从来都不是鼻，真正的原因可能是天凉时受寒气侵袭。治疗方法自然是加强保暖，配合每次打喷嚏时喝点姜茶或桂圆红枣茶之类的热饮，提升身体的能量以彻底将寒气排出。

第五个概念：祛除疾病的方法，也就是停止创造疾病的因，以及利用身体自愈系统排除已经进入人体的病因。等病因都排除后，病自然就会痊愈。在皮肤伤口康复的例子中，医生开具的药只能防止感染，无法修复伤口。同样，针对人体内部的损伤，也没有真正能修复的药，医生用的药多数只是防止细菌感染，所有修复都是自愈机制行为。

从过敏性鼻炎的实例来看，针对慢性病养生的第一步就是“重新定义疾病”。定义中必须包含疾病的原因，而明确原因后，调养的方向也就自然呈现。

第九章　健康的人容易生病吗

我很早就发现一个现象，将幼童和老年人作比较，幼童经常会出现感冒或腹泻的症状，老年人却很少出现这类症状，单从这点来看，“幼童比老年人容易生病”；但我们知道，人刚出生时身体总能量最充足，因此年龄越小，人应该越健康，“幼童自然比老年人健康”。

把“幼童自然比老年人健康”“幼童比老年人容易生病”两句话放在一起，可以得出一个明显矛盾的结论：健康的人容易生病。这样的结论显然不符合我们的常识，事实上却又存在。

比较合理的解释是，这些症状并不代表生病，常出现这些症状的人也不一定就是不健康。我常用腹泻的例子来说明身体的运行模式：8个人一起吃饭，饭后有7个人腹泻，1个人没事，那这个没事的人是比较健康，还是不健康？

摄入不洁的食物，身体最好的策略就是将其尽快排出体外。假设我是人体的设计者，应该设计什么样的机制来启动腹泻？其实很简单，只要把外来的食物和体内的环境相对比，如果外来的食物不干净，就启动腹泻把这些东西排出去。

那个不腹泻的人，可能体内环境较吃进来的食物更糟，身体才没有启动腹泻的机制。不腹泻的人可能是群体中健康状况最差的人。

◆ 自愈症状看似是病却不是病

前面例子中的腹泻是身体的异常行为，很像是生病。其实它是身体的自我保护或自愈行为，不是疾病。同样，幼童感冒可能和这个例子中的腹泻一样，是身体自愈行为所创造出来的症状。

幼童的身体能量充足，自愈能力比老年人强，只要身体有任何异常，就会启动自愈机制；而老年人的身体能量日渐衰弱，自愈能力弱，内部环境也远比幼童差，很多问题根本没能力处理。幼童的自愈活动频繁，由此导致的症状比较多，看起来似乎比老年人更爱生病。

从老年人和幼童的健康状况比较以及腹泻的例子可以说明，对于症状和疾病的定义，中医和西医存在着明显差异。当前大多数慢性病都不能痊愈，很可能问题就出在对疾病的定义上。

在管理学中，企业干部工作有两个最重要的原则：第一个是做对的事（Do the right thing）；第二个是把对的事做好（Do the things right）。

在学习中医养生的过程中，我发现管理学中的这两个原则同样适用，中医养生很自然地找对的事做，但西医学却不按这个原则做事，而是看到症状就治，目标在于阻止症状的出现。不管症状出现是好还是坏，终止异常和不适的症状是大多数医生治疗的目标。

在腹泻的例子中，我们发现出现腹泻的人可能是正常而且健康的，反而那个不腹泻的人才是需要治疗的对象。也就是说，需要积极改善的或许是那些很少或从来不感冒和腹泻的老年人。

但实际上，西医学的做法是相反的，许多治病方法违反了管理学中“做对的事”的原则，而且诸多治疗行为都只是“把错的事做好”。慢性病痊愈技术的研究可能需要重新定义每个慢性病，“找到对的事情”是治疗的第一步。

第十章　慢性病存在的假设

西医学将疾病的表象定义为疾病，这种做法很自然地把大多数的身体不适或异常都定义成了疾病。这个逻辑背后存在一系列的假设：

① 身体是很容易犯错的。

② 身体的智慧是低下的、有限的。

③ 身体没有太高的自愈能力。

④ 身体的自愈行为不会产生身体不适的现象，也不会产生异常。

只有在这些假设基础上，才会把所有的身体不适和异常全部定义成疾病。这些假设从来没有被讨论或验证过，甚至也没有以文字形式出现在任何医学书籍或论文中，而是想当然地被视为真理。下面我们一条一条地来检视这些假设。

假设一：身体是很容易犯错的

在设计工程师的眼里，人体的设计水平远比人类自己设计的计算机或任何其他设备高明得多。如果没有外来病毒的入侵，现在的计算机是不容易出现故障的。设计得远比计算机高明的人体，应该更不会“很容易犯错”。

假设二：身体的智慧是低下的、有限的

观察人体自愈活动时，我们发现身体有一定的决策机制，它会决定哪一天维修哪一个器官。这种决策过程实际上非常复杂，必须考虑是否有足够的能量完成工作；还要考虑当前哪个器官最需要维修；如何提升个别脏腑的能力，同时还能维持五脏的平衡等。只有拥有极高的智慧，人体才能做出这些正确的决策，也才能保持身体现况的完美。

除了修复前的决策之外，修复过程中，还必须从人体内部取得修复的材料，针对损伤做最完美的修复；修复结束后，还要将废弃的组织溶化于体液之中，利用体液或血液将之运走，最终排出体外，有时还必须开辟特殊通道来运输这些修复后产生的垃圾。

这些工作复杂程度极高，不像人体的反射动作那么简单，而这些工作的决策和过程并不存在于我们的意识之中，我们的大脑对此一无所知。显然身体内部存在着我们尚不理解的智能系统，操控着这些需要极高智慧的工作。因此，“身体没有智慧”的假设应该是不成立的。

假设三：身体没有太高的自愈能力

皮肤伤口和骨折创伤的自愈，是人们所熟知的两种人体自愈现象。

例如皮肤伤口的自愈，如果人体气血较高，像孩童，一般伤口自愈后几乎不会留下疤痕。骨折创伤的自愈，不但能接合断骨，还能比原来更粗壮。

这两种伤口的自愈能力都是人们熟知的，我们却无法从技术上理解修复的机制，也不知是哪个器官主导修复工作。由于医学体系很少开展人体自愈机制的研究，人类对于人体自愈机制和行为的理解极少。即使人类对此一无所知，人体的自愈机制行为仍然每天正常运行着。

人体每天 24 小时不停地使用，为期几十年，甚至百年，使用寿命远高于任何人造的复杂设备和系统。观察人造的系统，如汽车，必须定期保养，其使用寿命才能维持数年乃至数十年。同样，如果没有自愈机制经常修复身体的各种损伤，人体不可能利用极少的修复而达到数十年甚至百年的使用寿命。只要投入适当的力量进行研究，这个假设很难不被推翻。

假设四：身体的自愈行为不会产生身体不适的现象，也不会产生异常

皮肤伤口的自愈过程会产生红肿、发痒和结疤等不适和异常；痛风的自愈会出现水肿；排寒的自愈则会出现各种感冒症状；有些胃部疼痛发生在身体正在修复胃溃疡时。这些都是自愈行为造成的身体不适和异常。显然，这个假设也是不存在的。

◆ 慢性病的定义可能错了

慢性病是一种持续或长期的健康状况或疾病，指不构成传染，具有长期积累形成疾病形态损害的疾病的总称。慢性病全称是慢性非传染性疾病，不是特指某种疾病。美国国家卫生统计中心对慢性病的定义是持续超过3个月的病症，又或者是因病或先天造成的永久性伤害。常见的慢性病包括恶性肿瘤、脑血管疾病、心脏病、糖尿病、慢性肝病及肝硬化、肾炎、肾病综合征、高血压、关节炎、哮喘、慢性阻塞性肺疾病和获得性免疫缺陷综合征（艾滋病）等。其中提到的很多都是重病，其实还有很多不严重的疾病也属于慢性病，如过敏性鼻炎、痛风、湿疹等。

这些慢性病有一个共同的问题，都缺乏痊愈技术，只能通过长期用药控制病情。所谓的控制，主要是控制疾病的表象，对整体健康到底有多少影响，是正面还是负面的，以当前的检测手段是无法获知的。

例如高血压，通过长期服用降压药直接降压，会不会使身体一些重要器官因血液无法送达而出现其他病变？又例如糖尿病，长期控制饮食以及营养的摄取，会不会让老年人因营养不良而加速老化？

我学习养生的初心，就是改善或控制自己和家人的慢性病。幸运的是，经过长期养生调理，我们身上的慢性病最终得以改善和痊愈。因此，我开始研究这些慢性病痊愈过程的成功逻辑，发现重新定义每种慢性病是最重要的成功因素。

以我自身情况来说，我17岁时就患有过敏性鼻炎，高三时还做了鼻窦炎的手术，虽从小就听说“头痛医头，脚痛医脚”是形容庸医的标准，可是自小到大从来没见过哪个医生不是这样治病的。整天打喷嚏便认定是鼻子出了问题，只因为喷嚏是从鼻腔喷出来的——这就是西医学定义疾病的逻辑，“问题出现在哪里，病就在哪里”。

后来学了中医，我才明白打喷嚏只是身体排除寒气的一个手段，真正的病因是体内的寒气。我是45岁才开始学习中医的，在明白打喷嚏是体内有寒气之后，我花了三年的时间把寒气排净，现在总算不再为喷嚏所扰。我认为痊愈的关键在于对打喷嚏的定义上，从“不停地打喷嚏，是鼻黏膜敏感”转换成“不停地打喷嚏，是胃里积存了大量寒气，不断排出胃里寒气的现象”。我从打喷嚏的定义入手，寻找根本病因，最终治好了我的过敏性鼻炎。

◆ 不同的定义，不同的对策

认定“不停地打喷嚏，是鼻黏膜敏感”，治疗的目标在于终止喷嚏；认定“不停地打喷嚏，是胃里积存了大量寒气，不断排出胃里寒气的现象”，治疗的目标就不在终止打喷嚏上，而是如何防止新的寒气进入身体，再把已经进入身体的寒气排干净。

要想把体内的寒气排干净，治疗的短期目标反而是促进身体打喷嚏，而不是阻止打喷嚏。于是，在我不停地打了三年喷嚏后，将身体的寒气排干净后，打喷嚏症状便停止了。

检视这两个完全不同的疾病定义，可以发现“不停地打喷嚏，是鼻黏膜敏感”定义的是疾病的结果，也是看得到的表象；“不停地打喷嚏，是胃里积存了大量寒气，不断排出胃里寒气的现象”定义的是疾病的原因，是通过推理找到的非直观的原因。

“治因不治果”，不管在管理学或工程学，经营公司或修理机器，这都是不变的真理。西医学长期以“治果不治因”为主要思考方向，这也许就是那么多慢性病找不到痊愈之道的真正原因。

我在攻克过敏性鼻炎的过程中体会到，只有在重新定义疾病后，找到真正的病因，才能在随后的调理上以“治因不治果”为原则，方治愈了疾病。

◆ 适用于养生的假设

医学的假设充满着不确定性，同时依据这些假设无法发展出痊愈技术，因此，它可能是不正确的。为了找出养生的方向，必须调整假设，再从新的假设找出可能的病因。有了病因，才能制订正确的养生方向，利用各种手段祛除疾病的原因。

原有的假设将调整为：

① 身体不是很容易犯错。

② 身体有很高的智能。

③ 身体有很强的自愈能力。

④ 自愈行为可能会产生身体不适的现象，也可能会产生异常。

面对新的假设，才有机会发展出完全和人体自愈机制衔接起来的新思路和养生手段，并且多数养生手段辅助自愈机制，而不是阻止自愈机制的进行。

传统医疗方法由于忽略或否定了自愈机制的存在，可能某些手段还采用了对抗自愈机制的方法，所投入资源多在削减身体自愈的能力，阻止自愈的进行。相反，养生方法所投入的资源都是为了促进身体的自愈活动。

基于养生的假设，面对人体的不适和异常，第一个想到的不应该是身体哪里出了错，生了什么病，而是身体正在做什么，或在解决什么样的问题。要找到这些问题的答案，就要经常站在人体设计者的角度，思考“如果我来设计这个身体，应该设计什么样的机制来解决这个问题”，或者“身体在做什么事，为什么会创造出这些症状”。用这一思路通常总能找到合理的答案。

◆ 重新定义慢性病

当医学的假设被修正之后，疾病的定义也必须重新调整。这种调整最主要是把原先认定的人体出错，改变成身体自愈行为创造的现象。这样，调养的方向很自然地就走向辅助人体完成修复工作。

在西医学的概念里，大多数慢性病都原因不明。在这种情形下，以中医“治因不治果”的原则发展出来的养生活动，完全没有明确的方向，各种各样的养生方法层出不穷，也没人明确知道哪些方法有效，有兴趣养生的人也可能因为方向不明，坚持一段时间之后就放弃了。

得了慢性病之后，如果能先修正西医学的哲学假设，按照养生的方向重新定义疾病——这两个步骤在养生活动开始之前先做好，养生方案就自然浮现。目标和方向明确，养生活动就更有动力，更容易坚持下去。

调整了假设，慢性病才会有被重新定义的机会，为慢性病痊愈技术的发展打开一扇新窗，使许多已认定不可逆的病理，有机会找到可逆的方法。这方面的研究尚有许多可以尝试的新方向。

◆ 高血压的实例说明

在西医学中，高血压的致病原因不明，治疗方法只有降压，但降压并没有解决问题，只是降低了中风的危险。按照中医“治因不治果”的原则，只有先定义疾病的因，才能找到真正的解决方案。

分析高血压的成因，必须从心血管系统的解析着手。王唯工博士在《气的乐章》一书中写道，心脏的功率大约 2 瓦特，这是很小的功率，而人体大小血管的总长度超过 5000 千米，用 2 瓦特的功率推动 5000 千米血管中的血液流动是不可能的。因此，比较合理的解释是，心脏只是提供了一个共振频率，血管随着心脏共振，才把所有血液输送到身体各个部位。血管材质会直接影响共振的效率，共振效率则影响血液的输送，不良生活作息或造血能力都会使血管的更替时间拉长，血管材质因老旧而日渐硬脆，便直接影响共振效率。这是第一个影响血液输送的因素。

人体必须随时提供一部分血液在肝脏和肾脏里进行清洗和过滤，当生活作息或造血功能不良时，血液总量会逐渐减少，进入肝肾的血液量也随之递减，血液清洗的周期会愈来愈长，血液中的垃圾会愈积愈多，而血液愈来愈脏，黏度也会跟着愈来愈高。黏度高的血液是影响血液输送效率的第二个因素。

血管脆性大和高黏度的血液造成血液输送困难。身体因为内部环境变得恶劣，为了确保循环末端重要器官的供血，只好提高血压。因此，高血压是身体的应变措施，不是疾病。如果贸然用降压药来调整血压，可能造成重要器官供血不足，从而影响其应有的功能。大脑是人体最高的部位，是最有可能的“循环末梢的器官”，降压药可能使得脑部供血减少，日后也可能因供血不足而形成脑部病变。

血管脆性大和血液黏度过高的根本原因，都是长期不良生活作息以及造血功能不佳的结果，所以只有自己改变生活习惯，调整生活作息，提升身体造血能力，才能真正解决高血压的问题。

◆ 从成功治愈过敏性鼻炎得到的启示

在 20 多年学习中医养生的过程中，我先后攻克了母亲的皮肤癌、我自己的过敏性鼻炎、两位亲友的银屑病、朋友的痛风等疾病。这些都是当前医学治不好的慢性病，而我并没有秘方，与医疗有些许关系的只有经络按摩，都是自己在家就能操作的。攻克这些疾病最重要的方法是调整生活习惯，家人的这些慢性病到目前为止都没有复发。针对这些慢性病的治疗方法，在接下来的章节会详细说明。

这几个成功案例都遵循相同的推理模式，从修正假设，重新定义慢性病入手，继而推理找出疾病的原因，然后利用养生方法去除病因，最终攻克了疾病。在实施的过程中我并没有现在这么清楚的逻辑，这些成熟的思考是在这些案例成功后的多年整理出来的。“治因不治果”是中医治病或调养最重要的原则，创造疾病的因，必定是我们生活习惯中的某一环出了错，吃、睡、拉、情绪或者说衣、食、住、行这些日常行为出了问题，才导致疾病发生。只有找到真正的病因，才有可能彻底解决问题，而不奢望用某种单一方法就能祛除疾病。

我多年的养生经验是，多数器官在自我修复过程中都会使身体出现不适的症状，有时也会出现各种类似疾病的症状。

例如折磨我三十多年的过敏性鼻炎，我在治疗期间尝试过各种中西医的手段，但这些都无法消除不断打喷嚏的症状。直到学习了中医，我重新将打喷嚏理解为身体的排寒症状，面对打个不停的喷嚏，不再试图终止它，而是利用按摩手段，让身体更持续不断地打喷嚏。前后持续了三年，直到身体把大量寒气排净，喷嚏才停止。

在认识到喷嚏是由寒气导致之前的一段时间，是养生过程中最困难的阶段。从西医观点看，所谓过敏就是我运气不好，鼻子比较敏感；而多数中医则认为这是寒性体质导致的，似乎也是说这是先天性的。本着这两种观点，用各种药都无法解决这一问题。

在我学习了中医的基本概念后，开始思考自己是如何把寒气储存在身体里的——最早要追溯到初中，有一次台风天下大雨，我没穿雨衣骑了 20 多千米的自行车，到家冻得脸色发青，第二天却没感冒，直到第二年才开始出现过敏性鼻炎症状。

后来在商场上应酬，习惯大口喝冰啤酒，喜欢那种冰凉啤酒流进胃里的感觉，等到开始排寒时，才知道不知要打几个喷嚏，才能把所喝的每一口冰啤酒造成的胃寒排出。了解冷饮和胃寒的关系之后，二十年来我没有再喝过冰啤酒。

那段纵横商场爱喝冰啤酒的岁月里（持续了二十多年），我一边喝啤酒，不断地创造胃寒，一边又苦于过敏性鼻炎，四处求医，殊不知喝啤酒的爱好才是过敏性鼻炎真正的原因。可能这就是多数受慢性病所累的人们的共同写照吧，一边不断地创造着病因，一边四处求医，只求把自己创造出来的病祛除。学习中医养生之后，再回头看过去的自己，只能用愚昧和无知来形容。

在多年的治疗过程中，所有医生都在设法用药物终止我的喷嚏，根本没有医生告诉我需要让寒气慢慢排出，也没有一位医生帮我分析，指出我的哪些行为在不断地创造病因。

多数的治疗都在设法中断身体的排寒反应，企图终止不断出现的喷嚏，可是身体里有太多的寒气，只要身体的能量升高，就会启动自愈机制开始排寒，这不是药物可以终止的，这种中断排寒的想法根本就是错误的。

明白了这个道理后，我不再设法阻止打喷嚏。当打喷嚏停止，配合早睡和按摩，让身体启动下一轮的打喷嚏。直到从持续三十多年的过敏性鼻炎中脱身，过去终年湿湿的鼻孔终于开始变干，睡觉时也不再出现鼻塞现象，可以天天睡好觉了。

我的亲身经历可以提供给多数慢性病患者作为参考。其中有几点重要的启示：

①多数慢性病都是自己创造出来的，和运气或父母的遗传没有太大关系，大多数不是体质的问题。养生的第一步是找出导致疾病的行为，并且修正行为不再创造新的病因，再把过去创造的病因排净，慢性病是有机会痊愈的。这种行为的修正是要自己去做的，再好的医生也只能告诉你改正的方向。

②多数的不适和异常是身体自愈机制在解决问题时产生的。用药物

终止症状，常常只是中断了自愈机制的修复工作，并不是真正解决了问题。当身体再一次积累了足够的能量，必定会启动下一轮的修复，而新的修复常被理解为“旧病复发”。因此，这些中断自愈的方法只会产生短期康复的错觉，却会创造出后患无穷的病痛，并不能根本解决问题。

③治愈身体的慢性病，如同我们在工作中解决问题一样，一定要先弄清楚真正的原因，从根源去解决。最终找到的问题根源多半是自己的某些错误行为和习惯，这才是创造疾病的真正原因。台湾某著名企业家有一句名言“要追根究底”，这是他成功的最重要的方法。遇到问题，只有追根究底找到真正的原因，才能彻底解决问题。治疗疾病和治理公司是一样的道理。

④身体的问题并不复杂，真正的病因每个人都有能力理解，也只有自己理解了，从生活习惯上加以改变，才能真正解决问题。

⑤目前，很多慢性病的定义和逻辑还有待重新修正。如果定义准确，那么慢性病必定有希望治愈。因此，只有找出疾病正确的定义，且这定义中必须有真正的病因，从病因着手才有机会攻克慢性病。

愈来愈多的研究证明，现代的慢性病多与生活方式和习惯有关。遵从“治因不治果”的理念，明确错误的生活方式是疾病的因，故而加以调整和改变，才是祛除疾病的真正方向。

错误的生活方式创造的疾病，药物的作用必定很有限，并不能真正解决问题，而学习养生知识，建立良好的生活方式，比医疗手段更有希望攻克慢性病。

第三篇

实例篇

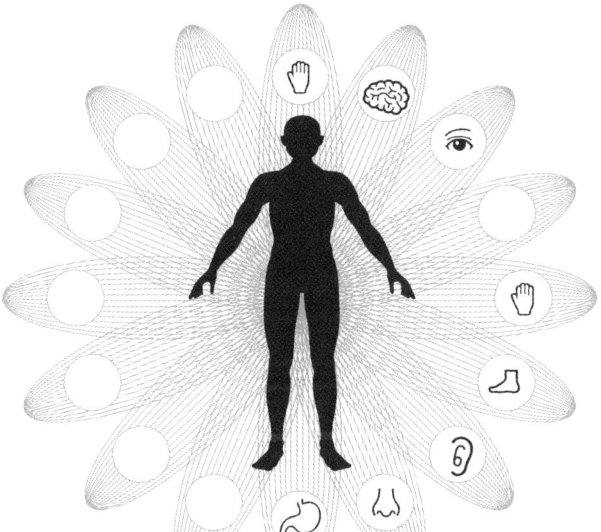

第十一章　可怕皮肤癌，原因竟在大肠

我最早克服的慢性病是母亲的皮肤癌，这个例子并没有应用到假设的修正。母亲皮肤癌变的位置在右脸鼻翼的迎香穴处，且外观很像中医所说的痦子。从中医观点来看，症状在经络的穴位上，病就应该在经络对应的脏腑上，从而推断这个癌变的病根在大肠上。

重新定义疾病后，皮肤的病变就转向了大肠的病变。在这个新的方向上调养一年之后，母亲迎香穴上不断生长的痦子脱落了，至今二十余年未再生长。母亲现在已 94 岁高龄了，仍然身体健康。这个例子再次证实，中医关于经络上的症状和对应脏腑疾病的关系是正确的。

在确定皮肤上的癌症是由大肠的问题引起之后，调理的方向并不特殊，重点在于每周做两次全身经络按摩，吃东西细嚼慢咽，并且每天坚持早睡。也就是说，保持良好的生活作息和愉快的心情，是最重要的一环。

母亲除了面部皮肤癌之外，两个小臂上还有两块皮肤患硬皮病，在调养期间整天都很瘙痒。她白天还能克制，到了夜间入睡后就会不自觉地抓挠，每天早上起床两手臂都有出血的现象。调理持续了一年后，皮肤瘙痒的问题才消失。在皮肤癌消失的同时，手臂上的硬皮病也消失了。那时我才明白，两者都是大肠问题导致的症状。

从皮肤的病变转换到大肠的病变，重新定义了疾病产生的原因，这才是母亲皮肤癌最终痊愈的根本原因。

第十二章　恼人银屑病，不药而愈

为帮助一位得了银屑病的朋友解除病痛，很多年前我就开始着手研究这一顽疾，但由于没有生活在一起，告知他的很多方法并不知道执行了多少，只知道病情一直没有好转。后来有位住附近的亲友也得了银屑病，我才得以直接观察、验证对银屑病的理解和治疗是否正确。

◆ 以中医概念检视皮肤

银屑病，又名牛皮癣、干癣，是一种很难治愈的慢性病，清朝名将曾国藩一生受此困扰，我家中也有两位亲人先后患此疾病。其中一位亲友的银屑病出现在头部、腋下、手臂、胸部和小腿等多个部位，但非大面积病变，而是一个个直径 5～7 厘米的圆斑，头部的圆斑不断有皮屑掉落，还出现大量脱发现象。发病时间在冬天。

在分析这个病例时，我运用了以下几个中医概念。

第一个概念是“肺主皮毛”。

在中医的概念里，体内干净的水由肺分送到全身各个器官，如果肺功能不足，无法把水分送出，身体各个部位就会出现水分不足的问题。当皮肤水分不足时，皮肤上的油脂也会不足，缺乏油脂保护而容易出问题。此外，缺乏水分也容易造成经络中流通的体液不足，导致体内垃圾的堆积。

第二个概念是“皮肤是身体毒素排出的重要通道”。

根据自然规律，植物生长在土壤中，从土壤中吸收养分，包括各种矿物质。人类只能通过食用植物或其他动物性食品来获取少量的矿物质，如钾、盐等。几乎没有人会把石头或金属放在餐桌上当成食物，因为大多数无机物都不是自然的食物，这些物质若不小心大量进入身体或长期累积，常常会成为体内的毒素。身体没有能力消化和吸收这些物质，只能将其排出。但如果这些物质进入人体循环系统，经由血管、肝、肾等器官处理再排出体外，就很可能对所经过的器官造成伤害。

身体具有极高的智能，面对这些有毒物质，会选择最短的途径将其排出体外。就像人类处理核废物，不会让这些物质通过重要的城市运送，以降低灾害发生的风险。同样的，身体也不会让毒素经由血管或通过肝肾的过滤系统排出，这条路径容易造成肝肾的损伤。于是，身体将这些物质从皮肤排出，是最短又最安全的途径。

今天，应用化学技术制造的食品添加剂充斥在我们每天食用的各种食物、饮料及调味品中，甚至某国际大品牌的可乐直接在广告上宣称含有人工甜味剂，显然这些东西具有吸引顾客的作用。

例如酱油膏里也有三氯蔗糖，是以蔗糖为原料的功能性甜味剂，却不含任何蔗糖成分。很多人喜爱口味丰富的面包，其中一部分味道就是靠化学调味品调配而成；著名的日本拉面连锁店使用的高汤，也是用化学合成的速食高汤粉调制而成。

这些都还是合法添加的，媒体上经常报道有商家使用各种违法、毒性更大的添加剂，相关新闻层出不穷。每天摄入或接触各式各样的化学添加剂几乎是现代人无法避免的，包括我们使用的发胶、染发剂、洗洁剂、化妆品等。空气中充斥着的家具散发出的甲醛、汽车尾气，这些都是有毒的化学品，也会通过皮肤或呼吸进入身体。

第三个概念是“经络是体液流动的主要通道，细胞所需要的养分和产生的垃圾都需要通过体液输送”。

如果经络不通，体液的流通自然也不畅，被大量垃圾包围的细胞得不到充足的养分，细胞所产生的垃圾无法从正常通道排出，便只好从皮肤排出。

◆ 重新定义疾病，分析病因

此外，在分析病因之前，要先对这个症状的性质进行定义。西医学把身体所有的异常都定义成疾病。这种定义方式，是假设身体“犯了错”，才会出现异常。但是从模拟人体设计者的角度来看，人体的设计近于完美，不会那么容易犯错，而且多数银屑病患者都很年轻，身体多处于强健的状态。有些更年期后的女性由于内分泌改变使皮肤变得干燥，即便这个时候作息正常也会出现银屑病。

这些情况说明，银屑病经常出现在健康状态不错的人身上，很可能并不是因为身体犯错才产生的疾病，而是身体正在进行某项工作所产生的现象。从这个角度思考疾病的成因，就会得出和西医学完全不同的疾病定义，治疗的方向就不是尽快终止异常，而是设法协助身体完成工作。

因此，当西医学对某一种疾病束手无策时，从疾病根源的定义进行调整，换一个完全不同的思路，可能就有机会找到对的方向。

目前，银屑病在西医学界仍然没有痊愈的手段，多数治疗方式都只有短期的效果。停止用药后，效果很快消失，接下来情况可能会迅速恶化，比原来更严重。而了解这些概念后，重新分析银屑病产生的原因，会有不同的结论。

首先是不断掉落皮屑的症状。假设不是身体犯错，最大的可能是身体正利用这种形式排出某些垃圾或毒素。可能病因如下：

1.肺气较弱时，体内水分不足，经络运送垃圾或毒素的能力降低。冬天气温较低，身体要调动更多气血进行脏腑的保温，肺气不足的状况更加严重，更容易发病。大多数银屑病出现的部位都不会出汗，更支持了这个观点。

2.体内可能存在太多的化学毒素，为避免对主要脏腑造成损伤，身体选择从距离垃圾产生部位最近的途径——皮肤，将毒素直接排出。

3.银屑病脱落的皮屑可能是身体因经络不通无法从正常通道排

出的垃圾，只能另辟通道，从皮肤上以加速细胞生长及死亡的速度来排出。

通过仔细观察，我发现这位亲友长期使用染发剂和定型剂，推测这可能是头部银屑病的成因。除了头部以外，他身上的癣主要长在大肠经、心经、脾经、肾经和胆经附近，有可能是染发剂残留的毒素自头上通过经络流到身上，也可能是身体在排出残留的化学添加剂。

◆ 对症调理，改变生活作息是解决之道

针对这些可能的原因，我拟定了调理的策略和方案。

1.调整生活作息，养足气血能量。身体排除垃圾或排毒，首先要有充足的能量。

2.避免新病因的生成。如果每天仍然有源源不断的毒素进入身体，即使把以前的毒素全都排出，今天又创造了明天的疾病，永远也排不干净。大多数的慢性病患者，生活中可能都存在着某种不断创造病因的行为，而改变这些行为正是调理的首要步骤。

3.每天按摩膀胱经，把排泄通道清干净，保持经络的畅通。耐心等待身体把已经存在于体内的垃圾排干净，这个病就有可能痊愈。由于毒素是长年累月积存下来的，去除时也必定旷日持久，不能期待几天或几周就痊愈。正如中医所说的“去病如抽丝”，这种调理在开始时就要做好长期抗战的准备，症状改善的观察以月为单位，期待痊愈的时间则以年为单位。

在调理的执行方面，首先是严格要求自己，养成良好的生活作息

习惯，从此不再使用任何染发剂和定型剂，同时也不再喝任何含有化学添加剂的饮料，包括各种可乐、瓶装或罐装的果汁，喝咖啡不加人工奶精，尽量少吃加工食物。现在市售的各种饮料和加工食品可能都含有大量化学合成的添加剂，停止食用这些食物，尽可能减少化学毒素侵入身体的机会。

本书介绍的居家按摩活动就是从这个案例中发展出来的。我要求这位亲友每天梳头、推背，并做简单的心包经按摩。大约持续 1 个月后，虽然症状没有任何改变，但是没有再发现新的病灶，原来的病灶也没有扩大。这是个不错的开始。因为在开始按摩之前，他的病灶在不断增加和扩大，显然这个方法已初步达到控制病情的目的。6 个月之后，他身上的癣开始一个一个变小、消失；一年后所有癣全都不见了，只剩下头部还有病灶。再经过半年，头部的癣也全部消失了。

◆ 调理之道在于耐心与信心

在这个案例中，前 6 个月是患者最难熬的阶段，因为在这 6 个月内没见到任何进展，信心早就丧失。在不断地解释我的分析和理论，告知没有其他更好的方法之后，患者只好勉强接受，抱着死马当活马医的心态配合，但情绪始终都很低落。

这是可以理解的正常反应。当身上的病灶开始消失时，他仍然不放心。当时正值夏天，他担心冬天会再复发。到了冬天，他发现不但没有复发，头部病灶也开始出现好转，前期脱落的头发也慢慢长了回来，这时患者终于有了信心，相信这个方法可以改善他的问题，积极地配合调理。由于调理过程中没有任何药物侵入身体，用的都是物理疗法，就算不能让疾病完全断根，至少也能用这个方法消除病灶。

头部病灶的变化最慢，一年后才逐渐消失。又过 3 个月，两侧胆经上的病灶也消失了。最后只剩后脑还有一小片留存下来，但病情已经缓解很多。似乎往后梳头的动作把前方的毒素挤到后脑，所有的病灶都在两条膀胱经和督脉上，显然经络在排毒过程中是很重要的通道，病情的变化和经络有密切关系。

长期梳头不但使该患者皮肤上的癣得到改善，同时清除了大部分头皮底下经络层的垃圾，使头发的毛囊重新吸收到了营养，掉发部位很快就长出新的头发。掉落的是白发，长出的全都是黑发，不知不觉间后脑的白发少了很多，本来很细的头发变粗了，干枯的发质也油光润滑。

调理的方法虽然简单，但是通过每天不间断地经络按摩，长时间累积下来，出现了令人惊讶的效果。这种调养方法有两个好处：第一是花费少，只有按摩油和梳子的消耗（每个月大约会用掉一瓶按摩油，7 个月会梳坏一把梳子）；第二是没有风险，梳头和推背都是很温和的治疗手段，没有任何侵入或伤害性，除了能有效改善病症，对整体健康也有很大的益处。

因为治疗过程中没有使用任何药物压制病灶，是最接近自然的痊愈手段，所以复发的机会必定很少。这个案例的成功说明对这个疾病的假设可能是正确的——**银屑病只是身体排出化学毒素的一种现象**。

这个案例的调理方法很简单，没有内服任何药物，安全且效果明显，人人可以自己在家中开展进行。虽然成功，但是毕竟案例过少，且银屑病的发生原因也并不完全相同。一个案例的成功并不代表这个方法就能够应对所有的银屑病，写出来只是分享经验，提供给有类似疾病的读者参考。

第十三章　痛风的水肿现象不是病

一个朋友提到他的左脚踇趾经常痛风发作，这种现象是尿酸结晶长期积存在关节组织造成的。我建议他大量服用一种以抗氧化著称的保健食品，服用的当天患处即出现水肿。过去他也曾经历水肿，每次都到医院治疗，服药后很快就消肿，但这种治疗方式无法完全排出尿酸结晶。随着时间的推移，尿酸结晶愈积愈多，最终使他的脚趾几乎肿了两倍大，平时穿鞋患处就会痛，最爱的篮球也无法再打，苦不堪言。

◆ 以体液溶解尿酸结晶的假设

我建议这位朋友在患处肿起来的当天做些经络调理，例如居家按摩法中的推背和按摩心包经，然后早点上床睡觉。

第二天我让他继续服用大量含有抗氧化剂的保健食品，做相同的经络调理，并且保证良好的睡眠，尽可能不去挪动肿胀的那条腿，避免尿酸结晶尖锐的表面割伤身体组织，导致发炎。持续到第五天，水肿消除了。

第六天，他继续服用大量抗氧化剂，当天患处又出现新一轮的水肿，再按照上一次的方式应对。不断重复“创造水肿，自然消肿”的过程，一点一点地溶解尿酸结晶，再排出体外。五周后，他肿大的脚趾恢复到正常模样，我猜测，应该是多年积存下来的尿酸结晶都被排出了。

虽然脚趾恢复了，但是他并没有停止这种调理方式，身体其他部位又出现较小规模的水肿和消肿过程，似乎是要把积存在各个角落里的尿酸结晶都排干净。

自此，困扰他多年的痼疾终于找到应对方法。这是另一个典型的“充分发挥身体自愈机制”的调理方法。

由于这位朋友的成功案例，我把方法教给另外几位有相同困扰的朋友。有些朋友相信这个理论，依照方法改善了多年痼疾；也有朋友不能接受水肿是身体自愈机制蓄意造成的假设，坚信身体没有这么高的智能，还是习惯接受医生的疗法，继续忍受结晶不断累积造成的痛苦。

◆ 水肿非发炎，而是自愈机制的启动

在西医学中，痛风患者出现的水肿通常会被认定是发炎的症状，被定义为疾病的本体。实际并非如此。痛风是骨关节中积存了尿酸结晶，尖锐的结晶割伤了周围组织造成疼痛。当身体的能量充足时，即会

启动自愈机制，处理这个问题。

要解决尿酸结晶的问题，最好的方案就是将之排出体外。身体内部除了消化道中的固态垃圾有机会直接从肛门以固态形式排出体外，存在于组织中的固态垃圾只有被溶化成液态，才有机会借由体液和血液进行输送，最终从汗液或尿液排出体外。

因此，当身体有能力清除这些尿酸结晶时，首先会在结晶周围充水（体液），所以有水肿的现象。这些体液必须停留在结晶周围一段时间，把尿酸结晶表层的一部分溶解，再随着体液进入静脉血管，由血液将之运走。也就是说，**身体自愈机制清除尿酸结晶的第一道程序，是先在尿酸结晶周围创造出水肿的环境，让积存的尿酸结晶有机会溶解成液态。**

由于西医学将部分水肿定义为发炎，治疗的目标在于尽快消除水肿，于是用药快速消除患处的体液，这时尿酸结晶来不及溶解，自然无法排出。这种治疗方法也许能快速消除水肿造成的不适，但是对身体却没有真正的好处，反而中断了身体自愈机制的进行。

从这个例子来看，对于“水肿”的定义，应该从“发炎”修正为“自愈现象”，就像皮肤受伤伴随的红肿和发痒一样，是康复过程中无法避免的现象。

造成水肿的“水分”，是溶解身体中固态结晶的必要物质，水肿则是必经过程，消除水肿不应该成为治疗的目标。如果患者在出现水肿时仍然继续活动，使尖锐的尿酸结晶不断地割伤周围组织，确实很容易演变成发炎，因此让患处保持不动是非常重要的。但当“水肿”被定义成“发炎”时，治疗的方向就错了，所产生的“成本”自然都成了资源的浪费。

以消肿为目标的治疗，由于没有清除尿酸结晶，当患者得到充分休息，身体有了足够的能量，就会再次启动新一轮的自愈机制，再度创造新的水肿。医生很容易将之判定为“旧病复发”，不断地重复这个错误治疗过程，这个病就成了长期的慢性病，累积下来所浪费的医疗成本将相当可观。

经过反复治疗，尿酸结晶不但没有减小，反而不断增大。当结晶大到患者难以忍受时，只好以昂贵的外科手术方法切除。手术之后，尿酸结晶仍然没有停止继续累积，过些年又形成新的结晶。患者本来可以在一两个月内由身体自愈机制自行康复的小毛病，在疾病的错误定义下施行错误的治疗方法，可能成为患者终身无法克服的痼疾，不但浪费了大量的医疗资源，患者也承受了不必要的痛苦。

◆ 根据经济能力选择适合自己的调理方法

在这个例子中，我建议朋友使用的抗氧化剂通常都不属于药物，而是营养补充品，目的在于提升身体的能力，加快自愈机制的启动和完成。毕竟在自愈机制的运行过程中，患者会感受到相当程度的疼痛和不适，因此整个运行过程愈快愈好。

对于不想有额外花费的人，只要按照《人体使用手册（典藏纪念版）》中介绍的一式三招——早睡、敲胆经、按摩心包经，身体也有机会在较长的一段时间之后启动自愈机制。只要正确地认识到水肿不是“发病”，而是“自愈机制的启动”，同样有机会将疾病去除。患者可以根据自己的经济条件，选择适合的调理方法。

第十四章　改善毛囊环境，白发变黑，新发再生

前文所述的银屑病案例，亲友调理到后期就剩下头皮脱屑的问题了，和正常头皮屑过多的情形非常类似。随着梳头活动的持续，头皮下的经络层恢复了清运垃圾的功能，身体不再需要通过细胞快速增生排出积累的垃圾，头皮屑就会逐渐减少，最终完全消失。因此，**梳头可能是去除头皮屑最有效的方法**。可以理解为，头皮屑是头部皮肤排泄垃圾的一种形式，头部银屑病只是有更多垃圾需要排出所产生的现象。

头发的再生是调理过程的意外收获。在开始调理之前，头皮摸起来软软的，下面好像有一层软垫，我猜测可能堆积了不少垃圾和化学毒素。随着梳头对头皮的按摩，头皮下的垃圾逐渐从膀胱经运走，头皮慢

慢变薄。当病灶消失时，不但外部皮肤恢复了健康，头皮下阻碍养分供给的垃圾也被清除，发根毛囊再度得到充足的养分供应，不但停止掉发，过去头发脱落的部位也重新长出新发；由于经络通畅，头发的养分供应充足，长出的大多是黑色的新发。但如果胆功能不好，长出来的可能仍然是白发。接下来在梳头时，还会持续脱发，脱落的多是白发。按照这个方法继续坚持一段时间之后，其他的白发还有机会变成黑发，这完全是意外的收获。

通过梳头按摩改善了发根毛囊的营养供应，除了改善头皮屑和白发之外，发质太细、分叉、太干或太油等问题也都在长期梳头的过程中逐一得到改善。梳头果然是中国老祖宗行之千年的护发良方，可以解决大多数有关头发的烦恼。

◆ 长期调养，再生华发

根据统计，成人头发的直径大多介于 0.05～0.15 毫米，平均在 0.08 毫米。我年轻时就发现自己的头发比别人细，大学时还用工程专用卡尺测量过，多数在 0.05～0.06 毫米。学了中医之后，我才明白这是肾虚的症状。从大学开始，我就很少在十二点之前入睡，所以肾虚是必然的。

35 岁前后，我每天早上起床都发现枕头上总有不少头发。当时我试着在饮食中找原因，从来没想过其他的可能原因，还曾经以为是味精吃多的结果，但忌食味精之后头发仍然脱落。实在找不到原因，我就把这件事放了下来，任由头发一点一点地掉。从刚开始头顶后方看得到头皮，慢慢地形成圆形秃，然后圆形逐渐扩大成长条形，50 多岁时整个头顶都秃了，只剩下额头上方还留下稀疏的一小撮头发。

我曾看到过一个因为头皮太厚造成掉发的实例：

18 岁的小玲近半年来头发掉得厉害。医师检查发现，她的头皮比一般人软且厚，不仅用手可以轻易抓起头皮，而且把她的头皮压下去时，就像是压在果冻上。经磁共振测量，小玲的头皮厚度达正常人的两倍以上（图 14–1）。原来她罹患的是罕见的“脂肿性脱发”，这也是她近来脱发的原因。（节选自 2011 年 11 月 25 日《自由时报电子报》）

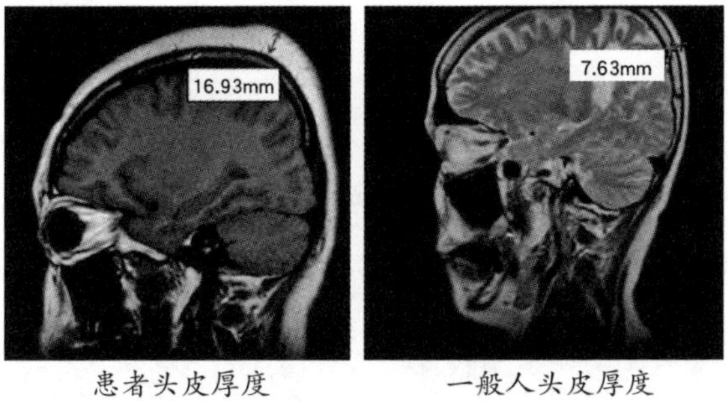

图 14–1　从透视图中可清楚看见患者（左）的头皮比一般人（右）厚

（图片来源：长庚纪念医院）

许多人都有头皮厚的现象。正常的情形是：用指甲压头皮时，应该是硬硬的感觉，头皮下不该有太厚的脂肪。但是经常洗头不吹干的人，会因为寒气的堆积使得头皮逐渐变厚，形成一层软软的皮下垃圾。这是我总结的自己脱发的原因之一。另外，经常染发或使用定型剂，其中的化学成分也可能堆积在头皮下，形成厚厚的头皮。

头皮下是体液流通的通道，毛囊从这些通道吸收营养。如果通道里充斥大量的垃圾（图 14–2，深灰色中圈代表前述的寒气或化学毒素），会阻碍毛囊吸收养分，而缺乏养分的毛囊自然不容易留住头发，就会出现掉发的问题，有些白发也是头发中缺乏某些物质的结果。

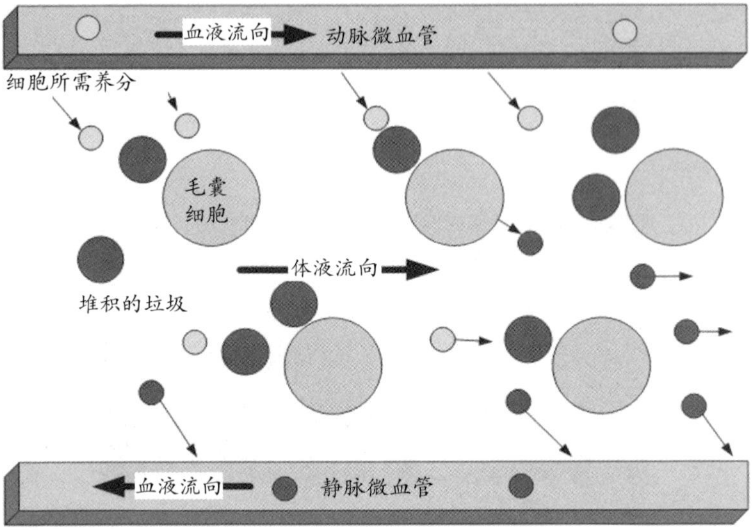

图 14–2　充斥垃圾的头皮下毛囊细胞环境

顺着经络方向梳头，可以疏导皮下的垃圾，使其循着经络流动，头皮下的寒气垃圾及化学毒素有机会循经络方向逐渐排出，使头皮慢慢变薄。毛囊周围的环境改善之后，营养供给得以顺利到达毛囊，脱发和白发的问题就可以得到改善。

我的个人经验是，当我恢复正常睡眠及养生活动，配合每天梳头，在头皮上涂抹具有活血化瘀效果的中药油，经过一年的努力和不断的尝试，即使已年过60岁，头顶仍然长出了新的头发。在这之前，我曾经尝试过各种方法都不见效，没想到长出头发的方法居然这么简单。不过在这十多年中，长期保持良好的作息也是长出新发的重要因素。

从秃头到头发再生是个漫长的过程，当气血能量回升到理想的程度，面色开始变得红润，色泽由暗沉逐渐变白时，再配合梳头与推背，才有机会长出新的头发。

有网友写信给我，说他按照养气血的一式三招敲胆经已经一段时间，身体却没有什么变化。经详细询问他的睡眠，得知他每天十二点才入睡，没有好的睡眠，敲胆经的功效自然大打折扣。同样的，没有先把气血养好，只梳头仍长不出头发。

通过梳头清除头皮下的垃圾，过段时间头皮下的软垫就不见了，恢复成硬硬的状态，头顶本来光得发亮的部位开始长出一些细细的汗毛，这些汗毛就像体毛一样，色泽很淡很细，总是短短的，不会变长；维持了半年多才开始变粗，然后慢慢变长，就成了新长出来的头发。新发的生长顺序是：先从最后脱发的部位开始长出头发，再按顺序一部分一部分地慢慢长出来。

◆ 调理趁早，可避免脱发早秃

对于刚开始脱发的朋友，如果能调整生活作息、洗头后尽快吹干头发、不染发、尽可能少用定型剂，加上每天按照经络方向梳头，脱发的问题就有机会得到改善，脱落的头发也有机会再生长出来。

如果发觉大量脱发时就开始梳头，持续几个月后掉发的现象就会明显改善，显然停止脱发比秃头长发要容易得多。只要睡眠恢复正常，再加上通过梳头排出头皮下的垃圾，就能减少脱发。年轻人在脱发初期开始调理，就不容易走到秃头这一步。

脱发的原因有很多种，这种调整方法不一定对所有情况都适用，但是对于肾虚、头部银屑病、寒气重或头皮太厚等原因造成的脱发，这或许是最有效的改善方法。

第十五章　哮喘的自然调理

有一位朋友从小就有哮喘，幼年时都是找西医治疗，长期使用医生开具的类固醇喷剂处方。初期喷剂能有效缓解症状，因此养成依赖药物控制的习惯。但是随着年龄的增长，喷剂的效果愈来愈差，哮喘发作时的症状愈来愈严重，常常觉得吸不到空气，晚上睡觉无法平躺，只要平躺就会因呼吸不畅而无法入睡，长期以来只能坐在躺椅上睡觉。

自幼受寒，加之服用激素类寒凉药物，使体内寒气愈积愈多，和肺气形成对峙状态。检查他的身体，发现他的背部特别厚，显然膀胱经严重堵塞。帮他按摩时，发现左侧肝俞穴有一个突起的疙瘩。

我建议他必须注意保暖，感冒时不能再用西药压制，改用中药调理，加上多休息，让身体有机会把积存的寒气一点一点地排出去。同时，每天由家人帮忙推背，特别是肝俞穴的位置要加强按摩。另外，必须控制自己的情绪，不能着急，尽可能不要生气，再搭配适量的运动，逐渐增大肺活量。

当这个调理方案进行一段时间后，他开始频繁地出现感冒症状。此时我让他多喝些姜茶，多睡觉，继续背部和手部心包经及肺经的按摩。在按摩6个月之后，他的背部薄了许多，可以明显看出体态轻盈许多，本来略微驼起的背部自然伸直，肝俞穴的疙瘩也变小了。

这期间，他只在调理初期发作过两次哮喘，但只要按摩肾经及心包经，加上背部按摩就能缓解。随着背部变薄，呼吸困难的现象逐渐改善，一年之后就不再出现哮喘的症状。据观察，他背部的一部分垃圾从膀胱经排掉了，可能还有一部分是在他频繁的感冒过程中逐渐排出体外的。

经过一年多的调养，这位朋友的肺活量明显增大，已能做稍微剧烈点的运动；无法平躺睡觉的问题也得到改善，已经能够和正常人一样平躺入睡。这个案例的调理过程完全没有依赖药物，却能控制哮喘症状，而且效果非常理想。

第十六章　一探心理病因：堆积在人体的情绪垃圾

疾病的原因有生理因素，还有心理因素，也就是各种负面情绪。负面情绪除了发作当时对身体的伤害外，往往会产生情绪垃圾，堆积在人体内，时间久了便形成疾病。例如怒伤肝，肝伤了更易怒，这是中医对愤怒情绪的理解。也就是说，每次的情绪发泄都会使身体发生变化，导致以后情绪更容易波动，有点像物理学中的惯性，因此我称之为“情绪惯性”。

愤怒是最常见的一种情绪，所造成的伤害也最容易被观察到。随着每一次发泄程度的增大，身体就会产生愈来愈大的愤怒情绪惯性，使人愈来愈易怒，而且怒气的程度愈趋暴烈。

同样情形也出现在“思”的情绪上，也就是忧郁的情绪。这种情绪从表象上观察和生闷气非常类似，是一种压抑的愤怒情绪。单纯发作的愤怒情绪伤的是肝，而忧郁或压抑愤怒的情绪不但伤肝，也伤脾。

每一次的情绪发泄都会使情绪惯性增大，这说明情绪发泄会在生理上留下一些东西，我称之为“情绪垃圾”。情绪垃圾在传统中医古籍中称为肝胆浊气，或许“生气”一词就是从这个概念而来。然而“肝胆浊气”这个名词过于抽象，因此用情绪垃圾来代替，读者可能会更容易理解。

◆ 会痒的小水疱

情绪惯性显然会随着身体内部情绪垃圾的积累而增大。根据经验，情绪垃圾在人体内部会以气体和液体两种形式储存。气体形式的情绪垃圾有时会通过打嗝或放屁，直接从口腔或肛门排出，有时则会随着愤怒时的气往上冲，积存在头顶，严重时会使头顶变形，形成头顶中线上一条轻微突起的棱线。

液体的情绪垃圾也会自然排泄，比较常见的是出现在右手的小水疱。长出的这种小水疱会非常痒，且很难用药物止痒，常常因为抓破形成炎症。炎症也会产生痒的感觉，让人很难分辨是原始小水疱造成的瘙痒，还是皮肤发炎导致的瘙痒。由于这种小水疱是用水来承载的情绪垃圾，只要利用甩手或导引术（一种强身健体的养生方法）中的意念排除无形的垃圾，就可以很快缓解瘙痒的感觉。

排除情绪垃圾的方法有两种，这是我无意间尝试出来的，介绍给朋友使用，都非常有效。

第一种是甩手，即用力向地下甩手，集中注意力想象把手上的小水疱甩出去。我的经验是甩手 10 次，10～20 分钟就不痒了。比较严重时，可能要重复多次才能见效。如果小水疱已经抓破，呈现发炎的红晕，仍然会有发炎形成的瘙痒，这时就要涂上消毒杀菌的药水或药膏，等第二天炎症退去就不痒了。

第二种是用修炼导引术的方法，集中意念想象把手上的小水疱向指尖方向移动然后排出。我的经验是用意念想象 5～10 分钟就不觉得痒了，一两天后脱层皮即可痊愈。

第一次用这个方法去除困扰我几个月的小水疱时，我简直无法相信。奇妙的是，无论甩手或用意念都没有改变小水疱的物质状态，小水疱数量也没少，里面的水也没消失，但是从本来的极痒变成一点儿都不痒，似乎只要把其中无形的垃圾去除就能止痒。

我发现人体的气场运行方向是左进右出。气从左手左脚和身体左侧进入，然后从右手右脚和身体右侧排出。少数对气场很敏感又常有情绪变化的人，在调理肾经的涌泉穴几分钟后，右脚会出现不自主的抖动，似乎无形垃圾正不断从右脚被排出去。

左侧进来的是干净的气，是一种天地间本来就存在的能量；右侧出去的则是身体的无形垃圾。因此，常见的皮肤小水疱多数出现在右手，而如果是对气感比较敏感，或是修炼导引术者，右手则很容易有气胀满的感觉。我给修习导引术的朋友的建议是，每天练功时可以做几分钟左进气右出气的动作，把体内潜藏的情绪垃圾从右手和右脚的经络排出去，会让整个人感觉更轻松。

也有少数人会在左手出现这种小水疱，但一般是推拿师或修炼导引术的人。人和人之间气的流动规律就像水会从高处往低处流一样，气也会从气血能量较高的人身上往气血能量较低的人身上流动。如果推拿师的气场能量比客人高，客人体内排出的气不会倒流回推拿师体内；但如果推拿师的气场能量低于客人，则客人体内排出的气（无形垃圾）就有可能进入推拿师体内。若是气血能量较高的客人有很多的负面情绪，这些外来的情绪垃圾就有可能在推拿师的左手产生小水疱。而通常年龄愈小的儿童，气血能量总是比成人高，所以常见推拿师在为负面情绪很多的儿童推拿后，经过一两天就在左手出现小水疱。

我会建议从事推拿工作的朋友们，在每次给客人按摩完后，除了洗手之外，最好双手做甩手的动作，想象把手上残留的垃圾甩出去，清除掉那些无形的垃圾，这样就能避免将客人身上的气引到自己身上，造成不必要的麻烦。但根本之道还是要注意生活作息，使自身气血能量得到提升，气血能量愈高就愈不容易受外界影响。

◆ 脊柱侧弯与膀胱经上的情绪垃圾

液体形式的情绪垃圾除了可能从右手排出，也可能储存在肝胆的经络中。随着经络中气和体液的流动，这些液体的情绪垃圾有一部分会流到膀胱经，最后积存在膀胱经的肝俞穴上，形成肝俞穴上的硬结。当肝俞穴的情绪垃圾堆积过多时，会受重力影响往下流动，堆积在肝俞穴到膀胱俞穴一段的膀胱经上。

这种情绪垃圾的堆积，只会堆在左右两条膀胱经中的一条，造成两侧肌肉的不均匀，后腰肌肉因而出现一边高一边低、一边硬一边软的不均衡现象；而身体左右两侧不均衡的肌肉，会在脊柱产生左右不平衡的拉力，长期下来把整个脊柱拉弯，形成脊柱侧弯的问题。

我怀疑可能有很大比例的脊柱侧弯是由这类情绪垃圾的堆积所造成。这种情形的脊柱侧弯，如果利用外力进行矫正，虽然可以暂时使脊柱恢复正常，但是不平衡的肌肉拉力仍然存在，脊柱很快又会回到矫正前的侧弯状态。只有先解决不均衡的肌肉问题，等两侧的肌肉恢复平衡，即使不矫正，左右均衡的肌肉拉力也能自行把脊柱拉回到正常的位置。

居家简易按摩中的推背按摩法，是改善肌肉不均衡的理想手段。每天不间断的背部按摩，可以逐渐改善两侧肌肉的不均衡，同时也把积存在膀胱经的情绪垃圾随着体液一点一点地排出体外，减轻情绪惯性。如果再能配合修身养性，逐渐减少发怒次数，就能减少未来罹患疾病的机会。

从两侧肌肉差异的程度可以观察出一个人发怒的形式。常生闷气的人，两侧肌肉的差异最大。怒气对身体的伤害和发怒程度及持续的时间成正比。闷气由于无从发泄，通常会持续很长的时间，因此伤害性特别大，后腰两侧肌肉的差异也随之变大，这种情形下脊柱侧弯也特别严重。

经验得之，这类人群如果到医院做肝脏超声波扫描，发现血管瘤的可能性很大。中国人常说“气得吐血”，实际上严重的大怒可能会造成肝脏内出血，从而形成血管瘤。

大部分人被检查出肝脏里有血管瘤，第一个想法是“如何将之去除”，也常常有朋友这样问我。但我们要知道，身体的自愈系统在处理问题时，一定先从对生命危害较严重的问题着手。由于肝脏的血管瘤不会对生命造成威胁，在身体自愈机制优先顺序中被排在很靠后的位置，使得这些血管瘤不易消除。我们其实要做的不是使这些血管瘤消失，而是尽量减少新的血管瘤生成。

回到前面背部肌肉不均衡的问题，这是从肝俞穴的硬结开始的。肝俞穴的硬结多是因常常着急或生气，使身体产生大量的肝胆浊气，充斥在肝胆的经络中，循着经络最终堆积下来的。面对这个问题，除了按摩之外，必须同时调整性格。唯有减少生气造成的伤害，才有机会真正改善。如果每天按摩肝俞穴，却还是经常发脾气、着急，不断制造新的肝胆浊气，旧的还没去，新的又来了，那硬结永远也去不掉，肝脏的血管瘤会愈来愈多。

肝俞穴出现硬结的概率是整条膀胱经穴位中最高的，尤其常在哮喘、胃溃疡、十二指肠溃疡、便秘、高血压等慢性病患者的肝俞穴上发现。某些慢性病患者，如哮喘和胃溃疡，在肝俞穴的硬结消失后，发病次数也随之明显减少。

怒气是背后肌肉不均衡的主要原因之一，多数人最常生气的对象是家人，特别是夫妻之间。夫妻双方最好能每天互相按摩背部的膀胱经，生气对身体的伤害可以用手很具体地感受到。夫妻之间，一方把另一方气出病来，实际上是给自己找了个大麻烦，每天按摩不但费劲，还不一定能解决造成的伤害。了解这个道理后，再进行相互按摩，不但能改善彼此的身体状况，也有助于改善夫妻间的关系。生气常常是双方的问题，只要有一方要求特别高，就很容易生气，这才是问题根源。

因此，当夫妻间一方背部肌肉出现两侧不均衡时，另一方一定要调整自己。

父母帮孩子按摩背部，有时也会发现孩子长期处于压力状态下，或者有常生闷气的问题。在我的经验里，每当我发现孩子的背部两侧不平衡，在和他的父母沟通时大多发现他们根本不知道自己的孩子有爱生闷气的习惯。这样的孩子长大之后，肝和胃的疾病可能困扰一辈子。如果能在孩子性格塑造阶段（幼年时期）发现问题，就可以采用不同的教育和互动方式，尽早调整孩子的性格，减轻未来可能承受疾病的痛苦。

虽然孩子的性格有一部分是天生的，但是也有一部分是由父母和孩子互动方式的行为造就。例如有些强势的父母主导了孩子的各种事务，总认为孩子不懂，做不出好的决定，孩子有意见或出现挫折而抱怨时，总是被父母压制而无法表达，严重时还会招来一顿批评，久而久之，孩子不满的情绪只能藏在心里。在这种环境下长大的孩子，就很容易出现背后两侧肌肉不均衡的现象和便秘问题。

我接触过许多朋友的孩子，会习惯性地摸摸他们的后腰和头顶。常生气的孩子，除了后腰的肌肉不均衡之外，有的头顶督脉会出现一条突起的棱线。这种棱线常见于长期承受压力或脾气急躁的成人头上，但有时也会在某些孩子头上出现。

这种孩子多半很聪明，思虑较多，是善解人意的善良孩子，他们会自己承受许多痛苦，头顶长期承受怒气的压力，久而久之导致变形。似乎父母越优秀，孩子出现这种状况的概率越高，显然面对这些优秀的父母，孩子承受了更大的压力。身体不会骗人，它会忠实反映孩子的心理状态。

中国人很喜欢讲“别让孩子输在起跑线上”，很多孩子从小就要学习各式各样的课程，不管自己喜不喜欢，都必须接受父母的安排，结果孩子可能很长时间都处于不开心甚至生闷气的状态下，种下日后慢性病的病根。这样的孩子长大成人之后，拥有的可能是长期处于病痛的人生，即使有成功的事业，最终也不免疾病缠身。

第十七章　心病还需心药医

我接触过许多癌症患者，发现他们大部分都有严重的情绪问题，其中气血能量低和情绪惯性大是主要原因。

年龄较大的癌症患者，气血能量低是主要因素，情绪惯性大则是次要因素。相反，由于年轻人气血能量大多较高，因此年轻的癌症患者情绪惯性会是主要因素。这里所说的年轻人是指 7 岁以上的人，7 岁以下的孩子罹患癌症的原因复杂，可能涉及基因或其他不明原因，一般 7 岁以上的孩子才会有类似成人的情绪。

多年以前，一个大学刚毕业的工作伙伴检查发现白细胞增多。她曾自学中医，生病前身体调养得很好，气血能量很高。当时她刚失恋，一起工作的男友完全无视她的存在，另结新欢。她在医院按照常规方法进行治疗，白细胞过高就用化学药剂降低，白细胞降低过多，又用激素刺激肝脏提升白细胞数量。如此反复治疗了三个回合，她就去世了。

分析她的状况，能够短期内增加数十万个白细胞，说明她的气血能量很高。一般气血能量不高的人生闷气时顶多造成胃溃疡，多数人没有能力制造那么大量的白细胞。她的白细胞是生闷气产生的，加上气血能量高，才会出现那么大量，也许这才是真正的病因。采用化学疗法降低白细胞数量，或用激素增加白细胞数量，都是针对结果的伤害性治疗手段。后来我常在想，如果当时在使用这些治疗手段之前，能针对病因进行处理，也许她就不会去世了。

2009 年夏天，发生了一个类似的例子，让我有机会在那些治疗手段都没有实施之前做了一些事情，结果如我所预料。在此把这个例子分享给大家，也希望用这个成功案例告慰多年前工作伙伴的在天之灵。

◆ 一位无助母亲的留言

这是一个真实的例子，一个与情绪相关的案例。我与陈小姐是利用 Facebook（社交软件）沟通的，给孩子治疗的相关事宜提供建议，在此将历程重点整理记录下来，希望大家看完这个故事，更能理解情绪对于身体健康的影响有多大。

陈小姐是 2009 年 8 月底在我的 Facebook 上留言的，她写道：

“儿子最近经医院诊断，判定是恶性淋巴瘤，实在很难令人接受，毕竟儿子才 15 岁。由于大部分的医疗决定都在我身上，我很无助，也很不知所措，担心自己因为医疗知识不足或错误而做出不对的事。想请教您，从中医角度，我该怎样帮助他？平时饮食、睡眠该注意什么？这种病治愈率大吗？为何他会得这种病？跟遗传有关吗？儿子的生父在他 10 个月大时就因小肠恶性淋巴瘤过世。吴老师，您从专业角度能否指点我这伤心不已的母亲，为孩子做些什么，才是对他有帮助的。”

之前的经验让我对于情绪问题极为重视，因此我回复陈小姐时，开门见山就提到，在我见过的类似病例中，很多患者都有很严重的情绪问题。孩子的主要情绪来自父母和他的不良沟通，如果不把情绪的问题解决，治疗和营养补充品的功效都很有限。

父母与孩子的沟通存在两种可能的情况：一是父母其中之一或双方太强势，孩子面对强势的父母时只能压抑；二是父母其中之一或双方完全不关心孩子，孩子觉得被长期忽略。这种患者最糟的情况是根本没有求生意愿，当一个人没有求生意愿时，任何治疗都很难发挥效用。

处理这种问题，解铃还须系铃人，所以要由父母中有问题的那位和孩子好好沟通。在沟通过程中，父母只需带耳不需带口，引导孩子把从小到大的不满倾吐出来。在此之前，需要让孩子真正感觉到父母沟通的诚意，以及明确感受到父母的爱。没有安全感是许多孩子都有的问题，他们常常怀疑父母不爱他们，他们的很多行为其实是为了确认父母对他们是否有爱。

◆ 隐藏情绪压力的孩子

“儿子个性温和，脾气也很好，思想很成熟，跟妈妈很谈得来，妈妈虽然再嫁，但不善表达的继父很疼爱他。”

在收到回复后，我猜想或许这个家庭表面上看不到情绪问题，但大多数这种看似情绪稳定、懂事、早熟的小孩，所有压力都自己承受，是典型的善解人意的孩子，但没人真正明白他心里的想法。于是我把这些告诉这位妈妈，接着陈小姐跟我说了另一段故事。

孩子小学五年级就开始住校，就读于一所军事化管理的艺术学校。在升入中学后，他确实曾透露过压力很大，不想继续读。但他成绩优秀，除非生重病等不可抗原因，否则退学是要罚款的。陈小姐表示当时没有和孩子深聊，以为他只是抱怨一下，没想到竟然就真的生重病休学了。

如果上学真的是情绪问题的症结，我建议家长先帮他办退学，找一个相对放松、压力小、能够走读的学校就读，毕竟有些孩子读寄宿学校会有被遗弃的感觉。先有一些行动让孩子感到安心，知道父母是真的理解他、爱他，并且希望他能健康快乐，这样才能让他心念转变，或许就能因此找到疾病好转的契机。否则如果让他觉得病好后，还要回到原来的学校，可能他更希望一直病着。

◆ 从心理症结着手，寻找真正病因

大多数淋巴瘤并没有紧急的生命危险。如果可能，尽量将化疗或其他类似的重伤害疗法延后，先观察心理转变对疾病的影响，这样好转的机会比较大，孩子也可以少受些不必要的苦。陈小姐带着孩子又到另一家医院检查后，医生并没有判定是恶性淋巴瘤，让这家人有了时间与机会，得以从心理层面去疗愈疾病。

“儿子目前状况一切都正常，没有任何生病不舒服的迹象。只有颈部有大小两颗肿块，但现在肿块用肉眼几乎看不出来，触摸可以感觉有一点。昨晚我也跟他商定，他不用再回那个学校读书。他很高兴。”

我见过类似疾病的孩子，如果没有做伤害性的治疗，同时摆脱原有环境，家人也配合调整，他的疾病便不容易恶化。只要不恶化，就没有危险。疾病是一天一天恶化，使生命走向终点，而恶化的基本条件在于孩子对生活没有期待。如果他一心期待着死亡，那很快就会恶化；相反，若是他心中充满希望和光明，就会逐渐脱离危险。

孩子的气血能量高，生命不会突然结束，只是朝下坡方向慢慢走到终点，因此，只要把发展方向从下坡改变成上坡，就有机会改变命运。对于年龄不大的孩子，这种上下坡的方向几乎完全受他们心念的影响，我当时很高兴听到他的心情发生改变，心想这样应该就能趋向安全发展。

肿瘤变小有两种方式：一种是用医疗手段，如化疗消除肿瘤；另一种则是帮助孩子改变情绪，让其充满希望和快乐，因而使肿瘤变小。后者才是从根本上解决问题，才是最好的。

消除肿瘤若只是以“眼不见为净”的切除方式治疗肿瘤，对身体的本质并没有帮助。如果用化疗方式，就像泼桶汽油把垃圾烧掉，那就可能连房子都烧毁。

在询问过孩子的意见，同时参考我的建议后，陈小姐与丈夫决定让儿子休学一年，安排他多听各类演讲、多做户外运动，然后全家外出旅行。也因为这次的契机，他们开始试着放开自己，用语言与肢体拥抱等方式直接对孩子表达爱意。

◆ 10个月后的佳音

“孩子的肿瘤消失了，只需每半年回医院定期检查，目前状况都很好。”

当我留言询问孩子现况，并表达希望有机会在新书中分享这个案例时，获知了这个孩子肿瘤消失的好消息，对方也同意我将这个案例分享给大家，让更多的家庭受益。

在追溯许多成人慢性病的病因时，我常常发现很多都是幼年环境所造成的，因此我一直想告诉父母们这方面的正确观念。之后我又遇到过几个类似的例子，陈小姐与她儿子的案例是最幸运的，主要是问题单纯，母亲并不是对孩子不好，只是在与孩子的沟通上出现一些疏忽。所幸这位母亲改变得很快，继父也配合得很好。一个和乐温暖的家庭是这个例子成功的最主要基础。另外，孩子的问题明确且具体，一旦问题解决，孩子心念改变，肿块也随之慢慢消失。

关于肿瘤，不同的医生可能会做出完全不同的诊断结果，这表明一个很重要的事实：人类对这类疾病本身的理解不够，目前仍然束手无策，才会有这种结果。因此，每次有朋友问我这类问题，我总是建议他好好休息一段时间，换家医院再检查一次。从整件事的过程和结果来看，其实那个肿块到底是不是肿瘤？是恶性还是良性？都有待商榷。

还有一个孩子就没有这么幸运，她的问题在于和父母的沟通有障碍，父母之间的不和由来已久，却没人想改善。她形容自己的父母是同住在一个家里的陌生人，对他们根本不了解，而他们也从来不关心她、不了解她。她在知道自己得了淋巴瘤时，一点都不害怕，也不伤心，反而很开心，觉得终于可以死了。和父亲住在一起的她，却不知如何和他面对面沟通，于是她把这种感觉通过书信告诉父亲，但是父亲只做了一点象征性的改变，敷衍了事。而她一直在努力想要改变父母，真是个辛苦的孩子。

从前面两个例子可以明白，面对心理因素造成的疾病，世界上没有医生能保证让患者康复。只有患者自己和整个家庭一起努力改变，才有机会走出疾病的困扰，医生只能指出患者改变的方向而已。

◆ 心理与生理原为一体，不该分别视之

西医学把生理的疾病细化到分科，更把心理和生理的疾病完全分开，由不同的医生来诊治。从所经历过的许多例子中，我慢慢了解了各种不同疾病患者的心理特征，而多数的慢性病患者几乎都有一定的心理问题。在上述例子中，我和这位母亲及孩子从开始到结束完全没有见面，也没有通过电话，所有的沟通就只有Facebook上的留言。我对这个孩子的判断，完全是从过去其他孩子身上总结出来的经验，但结果却很精准。

这个例子可以说明，癌症的研究不能仅止于生理病理的研究，还必须扩大到包括生命和家庭的身、心、灵整体研究。许多疾病的原因在心理，生理只是反映心理问题的结果，必须从根源上入手才有机会解决问题，而且做起来可能比从结果下手简单得多，患者也不需要承受那么多的折磨。

第四篇

按摩篇

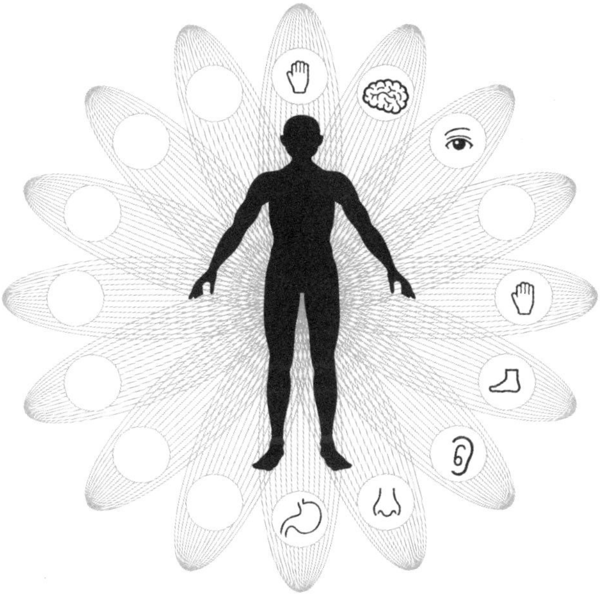

第十八章　每日简易按摩第一步：梳头

自古以来，梳头一直是中医养生很重要的一环，古代女性经常以桂花油作为润发剂，用一种名为篦（音“bì”）子的梳头工具梳理头发。这种方法可以有效地养护头发，并且疏通头部的经络。如图 18-1 所示，我们的头部共有五条经络，督脉位于头顶中线，两侧为膀胱经，头部侧面有胆经通过，这五条经络就是要利用梳头疏通的经络。

◆　按摩前准备

由于头发的阻隔，用手不容易按摩到这些经络，所以利用梳子沿着经络循行方向梳头会有较好的效果。选择一把合适的梳子很重要，必须软硬适中，既能挤压到头皮，发齿又不至于刺痛头皮，太硬或太尖锐都不合适。

此外，梳头时可以配合一些帮助头皮润滑的按摩油，或是滋润皮肤、促进皮肤细胞再生的保养品，能使梳头的效果更好。这些油最好选择植物提炼的产品，避免使用化学合成品，以免化学物质侵入皮肤，对身体造成伤害。

◆ 按摩步骤

①沿着头顶督脉，从前额的发际端向后梳，直接梳到后颈发际线；也可以分两阶段，先梳头顶，再梳后脑部分。每天梳 100 下。

②沿着两条膀胱经，分别从前额的发际端向后梳到后颈发际线；也可以分两阶段，先梳头顶，再梳后脑部分。两条膀胱经每天各梳 100 下。

③沿着头部侧面的胆经，从前向后、由上向下梳。每天每一侧至少梳 100 下。

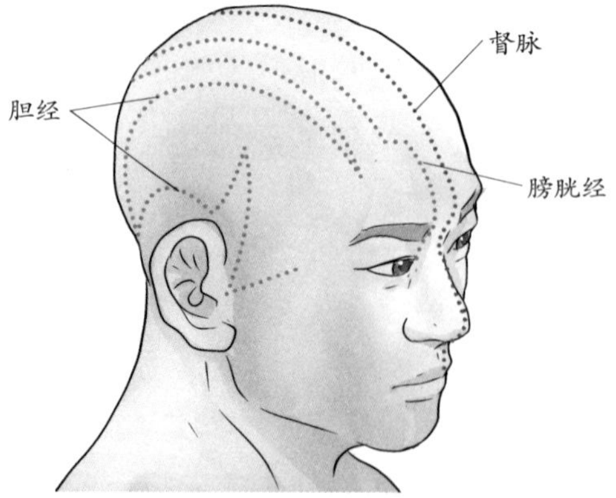

图 18–1　头部一侧的经络图

疏通经络降眼压

除了头部的膀胱经外，面部也有膀胱经通过，起点在两眼内侧眼角的睛明穴（图 18–2），然后向上沿着额头梳到前额。可以用刮痧的方式由下往上刮，以疏通这条经络。

当膀胱经不通畅时，无法排出眼睛里的垃圾，会出现堵塞，很容易引起眼压过高。在奇经八脉中有一条阳跷脉，起始于申脉穴，连接至睛明穴，再上行与膀胱经会合，止于颈后的风池穴，是改善眼压过高及青光眼的一条重要经络。眼压过高时，可按压仆参穴或申脉穴（图 18–3），可能有明显疼痛，但能即刻使眼压下降。

综上，利用额头刮痧、梳头及疏通背部的膀胱经，再辅以按摩脚踝下方对应眼睛的仆参穴和申脉穴，加上良好的睡眠和充分的休息，可以有效缓解眼压过高的问题。

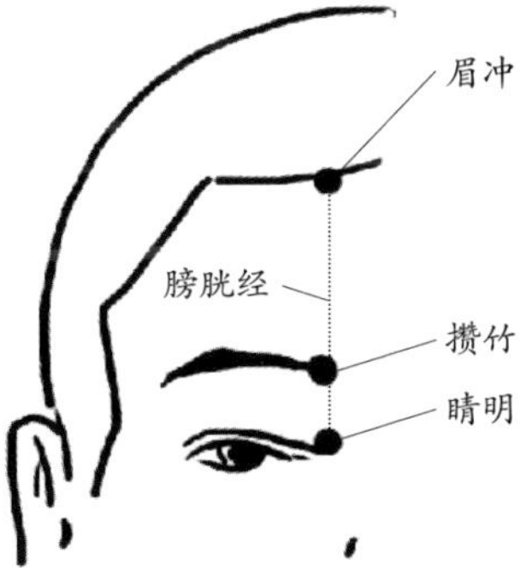

图 18–2　脸部膀胱经和穴位图

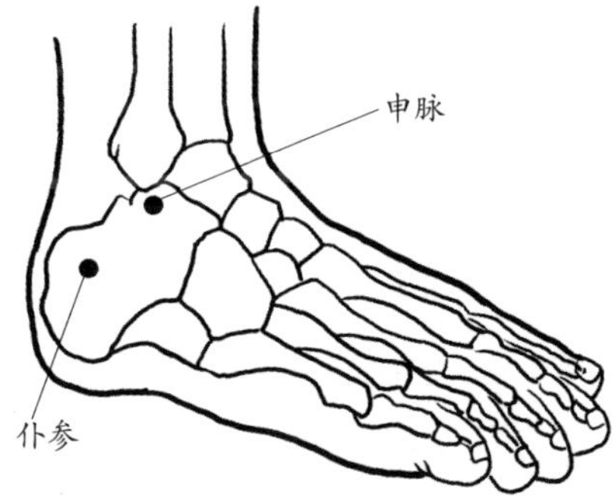

图 18–3　脚踝下方的仆参穴和申脉穴

第十九章　每日简易按摩第二步：推背

膀胱经最重要的部分在背部。背部除了中线的督脉之外，两侧各有两条膀胱经，几乎覆盖了整个背部的80%。正如城市里主要排水干道都是最宽大的，膀胱经可以说是排出身体所有经络垃圾的最后通道，自然覆盖面积最大。左右两边靠内侧的膀胱经，分布着和各个脏腑相连的俞穴，即背俞穴。从疏通大排水沟的功能来看，这部分按摩重点在内侧以背俞穴为主的那条膀胱经（图19-1）。

由于背部的膀胱经无法自己按摩，故家人之间相互按摩是最理想的方式。在开始按摩之前，可以先用手指在内侧的膀胱经上，从上到下轻轻按压滑动，如果触及某个部位出现硬结（通常是硬硬厚厚的一块，只出现在身体一侧的经络，只要比较两侧的差异，就能很容易找到问题点），再找一张经络图，看看这个部位对应什么穴位。这种硬结最常出现在肝俞穴，表明肝经堵塞。如果出现在心俞穴，则可能是与心脏相关的经络不通。若按摩时遇到硬结，就在此部位多推按几下，但这种硬结短时间不会消失，需要持续按摩数周或数月，推按到逐渐变软变小，最终才会消失，而且还必须配合生活作息及脾气性格的合理调整，方能生效。

推背时，我们通常会从肩颈开始，除了可以疏通颈部的膀胱经之外，还能疏通肩颈部的三焦经和大肠经。按摩到背部时，也顺便疏通督脉。如果被按摩者肌肉紧绷、经络不通，按摩后会迅速泛红（出痧），可以在泛红的部位集中多推几次；如果未出现泛红，就表示经络畅通，可以少推几次。这种推拿导致的皮肤泛红，几分钟后就会自行消失。

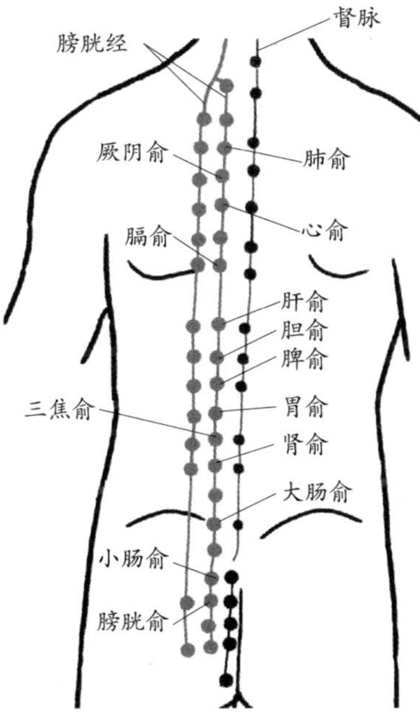

图 19–1　背部督脉与一侧的两条侧膀胱经

从来没做过类似按摩的人，刚开始做推背时可能会有明显痛感。中医有云："痛则不通。"痛感程度和经络的通畅程度呈反比。根据经验，坚持按摩之后，随着经络的通畅，痛感会逐渐减轻，几天之后就不再感觉疼痛。

◆ 按摩前准备

在按摩之前，先准备一瓶按摩油。按摩油有两种，一种是单纯起润滑作用的，如凡士林；另一种是含有活血化瘀成分的推拿油，可根据自己的需求选择。按摩背部需采用的姿势是：被按摩者趴在床上，按摩者在对方头部上方站立。

◆ 按摩步骤

①背部的按摩由肩颈部开始，被按摩者将头部伸出床外（图 19–2）。按摩者先在被按摩者的肩颈部涂抹推拿油，以免之后皮肤擦伤。按摩者双手握拳，由内而外转动腕部，按摩被按摩者的肩颈部 20～30 次。

②被按摩者完全趴在床上，头部侧转（图 19–3）。先推脊柱中间的督脉，按摩者右手（或左手）握拳，用手指关节接触被按摩者的背部，从颈下脊柱最上方的大椎穴开始，往下推到最下方的尾椎，重复 20～30 次。

③按摩者双手握拳，用和推脊柱相同的方法，分别按摩背部左右

各两条膀胱经。从上方肺俞穴往下推到膀胱俞穴（髋骨上方），每条膀胱经按摩 20～30 次，同样在出现泛红的部位多推几次。整个背部按摩在 10 分钟之内完成。

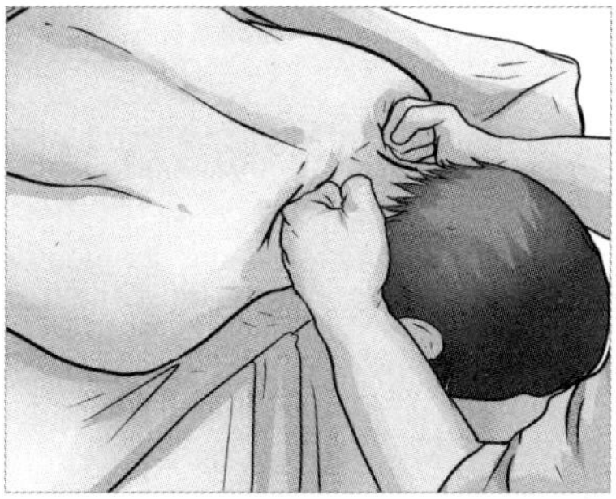

图 19–2　按摩肩颈时，被按摩者头部可以移至床外，脸部完全朝下

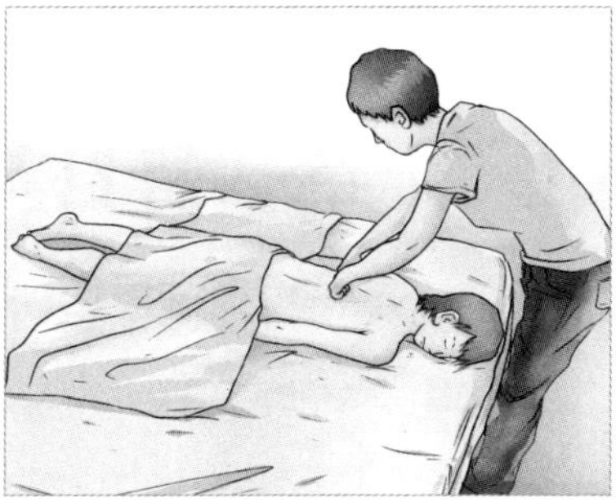

图 19–3　按摩背部时，被按摩者退至床上，头部侧转

● 中药推拿油可帮助疏通经络 ●

推拿油品种多、差别大，初期可以多尝试几种中药油。试用方法是找一天睡得不是很好或比较疲倦的日子，在颈后的膀胱经上涂抹推拿油，不需要按摩。如果是具有活血化瘀功能的推拿油，在 10～20 分钟内，经络就会疏通，脑部供氧增加，开始打呵欠，疲倦感很快就消失了。用这种推拿油推拿有事半功倍的效用；无人协助按摩时，可自行涂抹适量按摩油在经络上，也能达到疏通经络、改善症状的效果。

第二十章　每日简易按摩第三步：心包经按摩

前面提到的一式三招养生法是可以自行操作的简易养生活动。其中，早睡和敲胆经的目的是补充气血，气血充足就能提升自愈机制修复身体的能力，但这时很容易使脾的负荷增加，进而形成脾虚的现象。而脾虚会使身体运化水谷的能力下降，造成心包积液增多，降低心脏功能，其他脏腑的功能也随之下降。这时可按摩心包经，及时改善不良状态，使身体尽快恢复正常。

有许多读者反映，当时书中所介绍的心包经按摩法太复杂，而且穴位不容易找，常因受挫而很难每天坚持。因此，特别在本书介绍一种简易的心包经按摩方法，可以搭配前述的推背法作为每天的居家按摩。

心包经按摩可以应付各种心脏的不适，例如心慌、心悸或胸闷，都能用这个方法缓解，快速又方便。

如果整合一式三招，加上梳头和推背，就具备了“养气血”和“排垃圾”两个养生活动中最重要的元素。气血足，经络通，身体自愈机制的能力自然提升，许多医药难以处理的问题身体自己就能解决。

◆ 按摩前准备

准备一瓶按摩油，按摩之前先涂抹在左右手臂的心包经上（图 20–1）。按摩时建议穿着短袖上衣，将手臂露出。

◆ 按摩步骤

① 心包经大约在掌心面手臂的中心线，按摩时从上臂中段的天泉穴开始，用大拇指压住天泉穴，沿着心包经向中指尖方向滑动，直到滑出中指尖为止（图 20–2）。

② 左右手各做 10～20 次，如果出现泛红，说明心包经有点堵塞，就需要多做几次。没有泛红，表示心包经通畅，就少做几次。

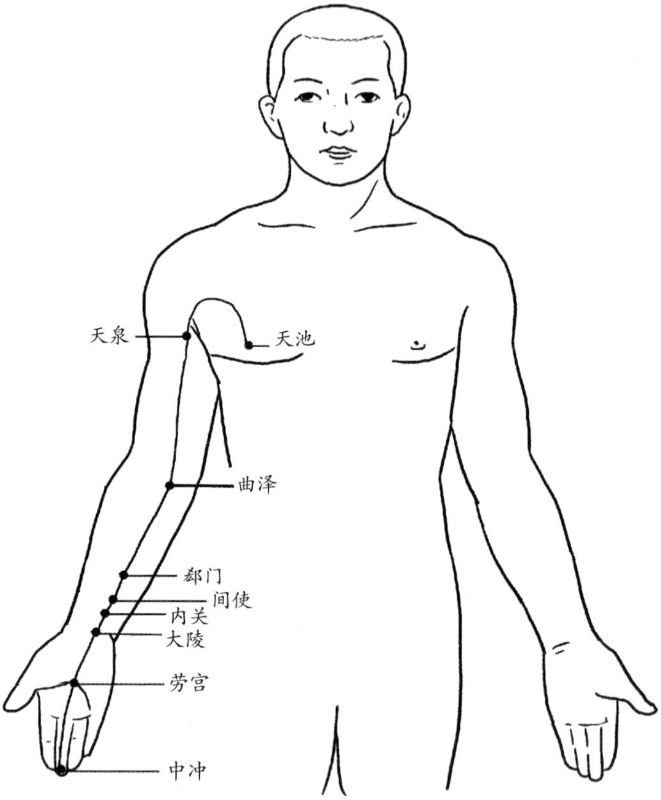

图 20–1　心包经穴位图

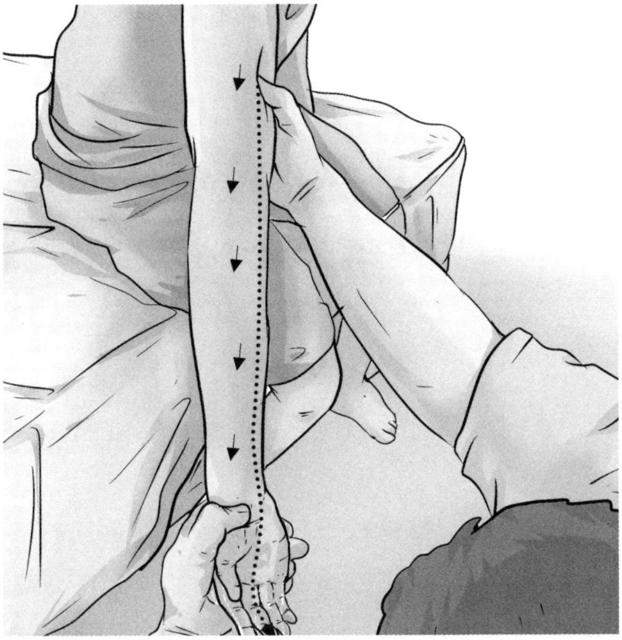

图 20-2　按摩心包经时，大拇指压住天泉穴，然后向中指尖方向滑动

第二十一章　每日简易按摩第四步：其他经络的按摩

除了每天进行梳头、推背和心包经的按摩外，我们还可以视身体状况增加一些其他经络的简易按摩。例如，肺虚者可做简易的肺经按摩；过于肥胖者可以按摩胆经；常推拿手臂部分的三焦经，可舒缓肩颈不适或紧张；而腰酸背痛则只要常揉动膝盖正后方的委中穴，自然就能疏解。

在进行推拿按摩时，最好先涂上按摩油，可帮助润滑，避免皮肤受伤。这几种简易按摩也适合自行操作，随时进行。

简易按摩的手法有两种，一种是以大拇指按压推动（图 21-1），另一种是握拳以指节推动（图 21-2）。

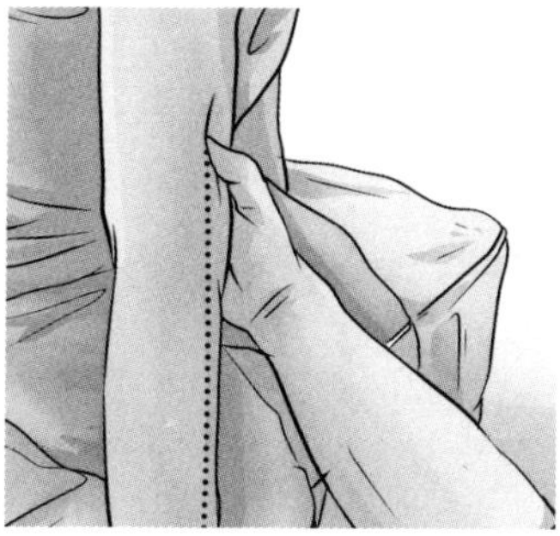

图 21-1　以大拇指按压推动的手法

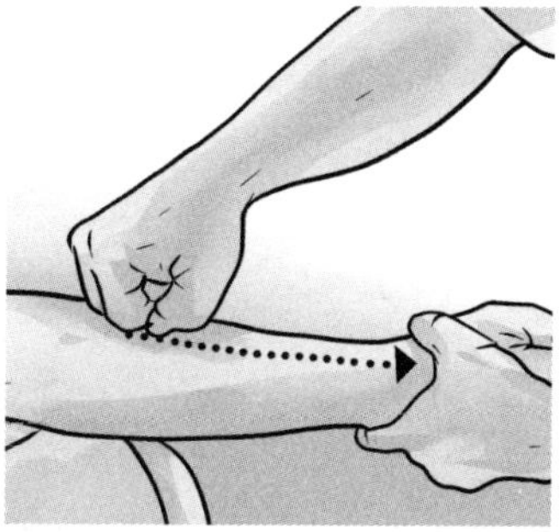

图 21-2　握拳以指节推动的手法

◆ 简易肺经按摩

肺经起始于身体中间，经脉从腋下沿着手臂侧往手指方向循行至大拇指。简易肺经按摩主要按摩行经小臂部分的肺经，即手肘以下（图 21-3）。

肺虚及患有皮肤病的人，最好能每天按摩。在感冒期间做这项按摩对康复也有很大帮助。由于只在小臂部分操作，因此可以自己推拿，也可由旁人协助。

按摩步骤

手握拳，以指节部位在经络位置上施力，由手肘的尺泽穴开始向大拇指方向推（图 21-4）。左右手臂各做 20 次。

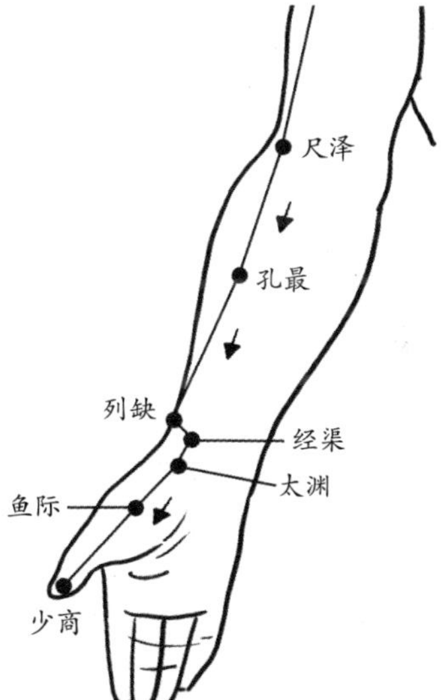

图 21-3　手肘以下的肺经穴位图

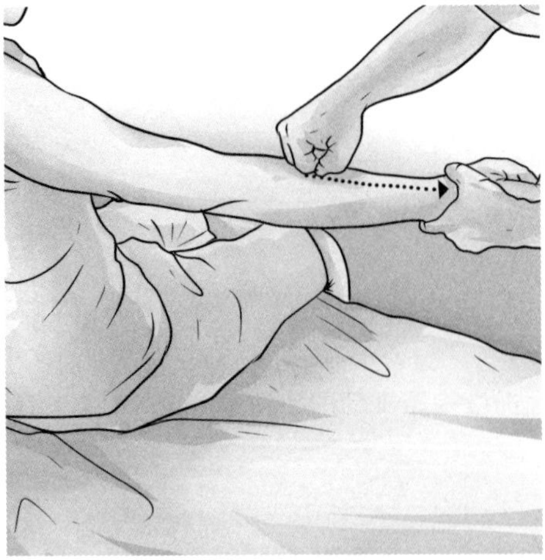

图 21-4　按摩肺经时，以指节从手肘向大拇指方向推动

◆ 简易胆经按摩

胆经起始于眼角，结束于脚部第四趾外侧，是一条从头循行至脚的经脉。简易胆经按摩主要按摩行经大腿外侧的胆经（图 21-5）。大腿外侧只有一条胆经，很容易就能按摩到，非常简单，可以自行按摩。

常按摩可以疏通胆经，将堆积在大腿外侧胆经上的垃圾排出，刺激胆汁分泌，使得气血运行更加顺畅，改善健康状况。

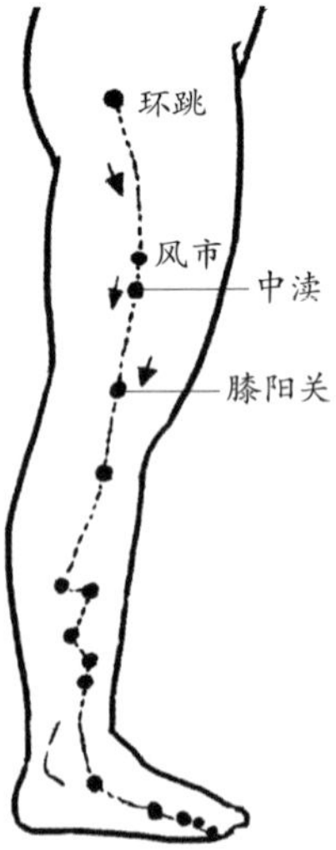

图 21-5　大腿外侧的胆经穴位图

按摩步骤

手握拳，以指节部位在大腿外侧胆经（约在环跳穴至膝阳关穴之间）施力，自上向下推（图 21–6）。左右腿各做 20 次。

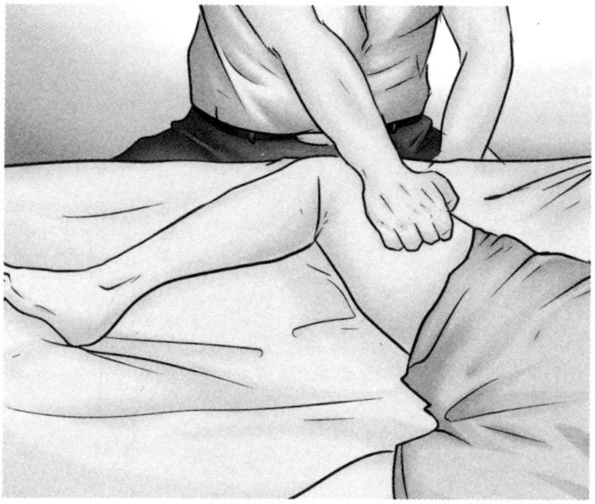

图 21–6　按摩胆经时，以指节自大腿根部往膝盖方向推动

◆　简易三焦经按摩

三焦经起于无名指指尖外端，于肩膀处分为两支脉。一支脉进入胸部，与上焦、中焦及下焦相会；另一支脉则向上循行于颈侧，最后在眼眉外侧与胆经相接。

简易三焦经按摩主要着重于手臂部分（图 21–7），按摩行经手臂外侧中线的三焦经部位，可缓解落枕造成的不适，舒缓放松肩颈部。

按摩步骤

①先握拳在大臂部分（约在肩髎穴与天井穴间）以指节由上往下推，重复 20 次（图 21–8）。

②小臂部分则以拇指压在天井穴，向下推按，一直滑到无名指指尖关冲穴之外，重复 10 次。

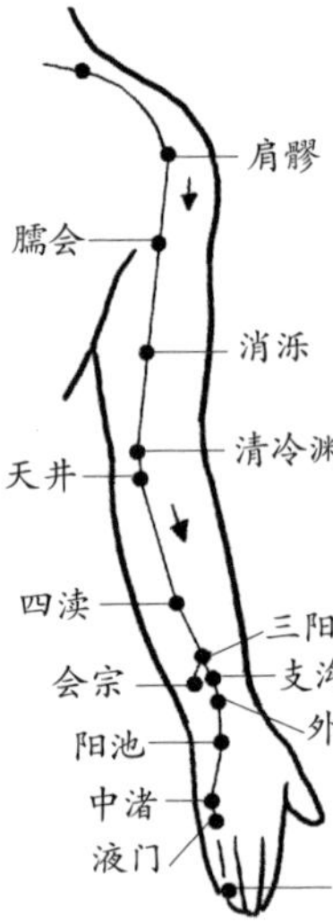

图 21–7　手臂部位的三焦经穴位图

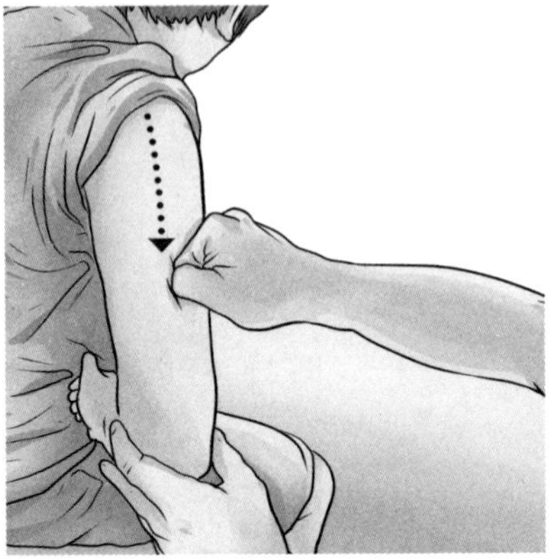

图 21–8　按摩时，以指节先从大臂开始，由上往下按摩

◆ 委中穴的按摩

中医针灸歌谣中有一首《四总穴歌》：“肚腹三里留，腰背委中求，头项寻列缺，面口合谷收。”其中的委中穴可以用来解决腰背问题。

委中穴位于膝盖后方正中（图 21–9），在实际的经验中，人过中年，两侧的委中穴可能会有一侧比较紧，轻轻按压就很痛。这个穴位如果每天按摩，可预防和改善腰背不适。

按摩步骤

将食指的第一、二关节弯曲，用第二指关节对准膝后的委中穴稍用力按压，再慢慢揉动（图 21-10）。两侧各揉 20 次。

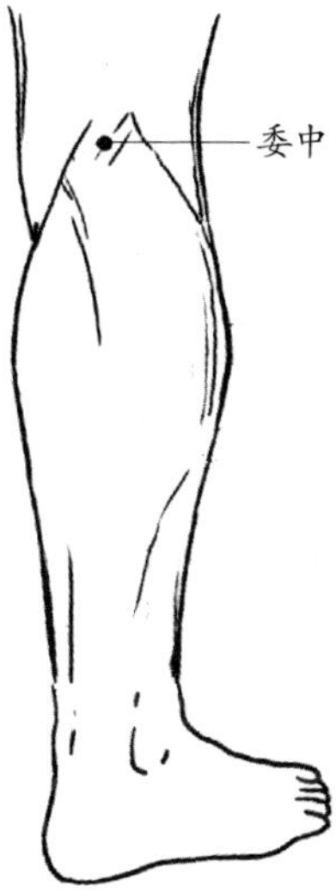

图 21-9　委中穴

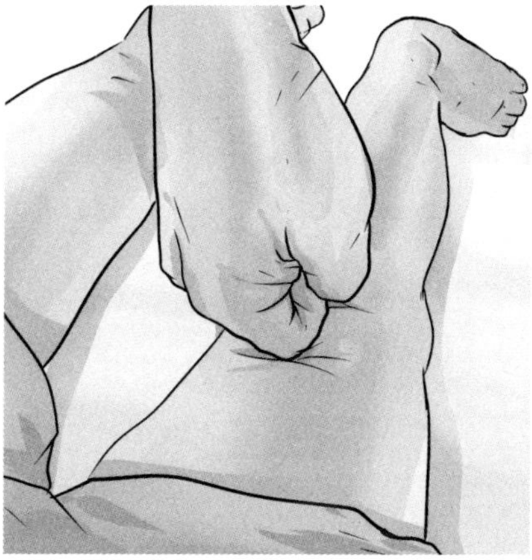

图 21-10　按摩委中穴时，弯曲食指以第二指关节对准委中穴揉动

第五篇　反馈篇

养生心得分享

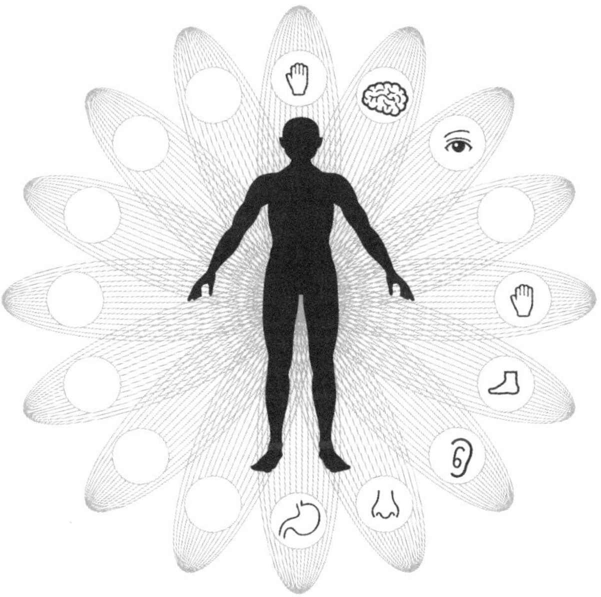

第二十二章　阿尔茨海默病的案例解析

从我开始学习中医养生至今已有二十余年，每隔一段时间我总能收获一些心得。在过去的五年间，我发现生活方式和性格（情绪）是导致现代慢性病的两大原因。

回顾这段时间的工作，我发现我们服务的重点在于告诉人们如何通过生活习惯的改变，建立一个能够获得健康的生活方式。特别是年过 60 岁的人群，退休后拥有更多的休闲时间，只需要在心境和作息上加以调整，就能让自己和家人都能更轻松而健康地生活。

我最近在网上看到一篇题为《阿尔茨海默病有救了？让医生也惊奇的逆转疗法》的文章。阿尔茨海默病（俗称老年痴呆症），在医学上被认为很有可能是一种代谢性疾病，有学者甚至称它为“第三型糖尿病”。尽管全球医学界每年投入大量的资源开展研究，但目前为止，我们对阿尔茨海默病仍缺乏有效的疗法，虽然有些药物能改善相关症状，却无法治疗疾病本身。但是在2014年，有一位加州大学的学者Bredesen在《老化》（“*Aging*”）期刊发表了一篇文章，宣称阿尔茨海默病可以被逆转。在这篇文章中，几位接受治疗计划的患者分享了自己的故事，其中有个案例是关于一位妇人成功战胜阿尔茨海默病的经历。

一位67岁的妇人，突然发觉自己过去两年间的记忆力越来越差，无法胜任需要耗费大量脑力进行分析的全职工作，因此被迫辞职。她常发现自己念到一篇文章的结尾时，竟然已经不记得开头讲了什么，时常要反复念同一段文字。后来，她的情况恶化到记不住超过4位的数字，一定得把它们写在纸上，否则马上会忘记。这位妇人甚至会在从公司回家的路上迷路，搞混家中宠物的名字，忘记家里电灯开关的位置。她有一位朋友得知这个情况，便建议她接受试验性疗法。在接受治疗后的3个月，该妇人注意到自己健忘的症状明显好转，她可以开车不迷路，也能记住电话号码，还能轻松做好自己的工作。接受治疗后的两年半，她已年满70岁，仍然坚守在工作岗位上。

故事中这位妇人究竟接受了什么样的神奇疗法，竟然能够战胜让医生们束手无策的疾病呢？

文章里列出了妇人的治疗内容：

- 去除饮食中的精制碳水化合物，这让妇人减去了9千克体重。
- 忌食加工食品与麸质食物，多吃蔬菜水果和野生鱼类。
- 开始学习瑜伽。
- 每日两次冥想，每次20分钟。（近似导引疗法，启动脏腑自愈）

- 每晚服用褪黑素。(改善睡眠质量，符合扶正疗法)
- 每晚睡满 7～8 小时。(提升气血，符合扶正疗法)
- 补充维生素 B_{12}。(提升脾系统的能力)
- 补充维生素D。(改善钙的吸收，利于疏通经络，符合祛邪疗法)
- 服用鱼油。(帮助清除血中油脂，符合祛邪疗法)
- 补充辅酶 Q_{10}。(改善心包经的疏通，提升心脾的效能)
- 加强口腔卫生，使用电动牙刷和牙线。
- 与医生讨论后，重新开始激素替代疗法。
- 每日禁食至少 12 小时(早餐与晚餐之间空腹至少 12 小时)。
- 每周运动 4～6 天，每次 30～60 分钟。

没有尖端科技开发的神奇新药，仅仅依靠多重生活习惯的改变、营养补充，这位妇人竟然阻断了阿尔茨海默病的进展。

在上述的治疗内容中，我用绿色字将中医养生概念理解的各种功效加以注释。这个案例说明，即使没学过中医，只要让自己的生活方式更趋近于自然规律，也能找到符合中医理论的养生方法。

这些方法提升了人体的总体能量，排出了经络中的垃圾，也提升了脏腑能力，自愈能力自然也随之提升，最终阻断甚至逆转了阿尔茨海默病。

上述案例，从中医养生理论很容易就能看出真正的原因，同时也能将其复制到其他患有相同疾病的患者身上。在治疗中，使用的都是中医扶正和祛邪等基本方法，再加上提升主要脏腑的能力，这些技巧简单易行，人人都能轻易复制。

第二十三章　追求完美的性格伤害

望子成龙、望女成凤是中国家庭教育长期以来的一个特色，结果造就了大量追求完美的成年人，许多慢性病也都和这种性格有密切关系。例如，最常见的胃溃疡就与追求完美的性格有很大关系。

压力和情绪波动的主要根源来自追求完美的性格。有这种性格的人群对人对事的要求很高，但世事多半无法达到完美，因此自身就产生了压力和情绪波动。也就是说，这种伤害源自性格，如果性格没有调整，伤害还会不断发生。当身体正处在“伤胃”状态时，通常不会感觉到胃部不适，只有在“修胃”时才会出现胃痛或胃胀气。

※

长期以来，从来没有人胃痛时被医生告知疼痛是身体修复胃部损伤造成的。修复造成的不适，只要停止修复就会消失，而停止的方法有两种：第一种是帮助身体完成修复，第二种是中断身体修复。

由于帮助身体完成修复所需要的时间较长，又不容易预估，而中断身体修复相对容易且快速，医生也比较容易预估出停止疼痛需要的时间，因而长期下来中断身体修复的方法就成为主流。

这种中断的方法没有真正消除胃的损伤，只是暂时中止了修复。当身体能量回升，有能力再进行修复时，会再启动相同的修复，再创造相同的不适，形成另一个新的循环——修复造成了疼痛，中止修复的治疗消除了疼痛，调养提升了能量，再一次启动修复，修复又创造疼痛……反复处理同一个损伤花费了大量的时间和金钱，却在原地踏步，损伤一直没有被真正修复。

这种“伤胃”和“修胃”的循环源自追求完美的性格。多数人并不知追求完美的性格与压力和情绪波动的相互关系，更不明白这是伤胃的真正原因，总以为是饮食造成的问题，即使胃痛了几十年，也从来不觉得自己需要调整性格。

在我们长期治疗的过程中，很容易观察到这种性格的人不断地在“伤胃”和“修胃”间反复，第一周“伤胃”，第二周“修胃”；第三周又“伤胃”，第四周又“修胃”……就这样周而复始地不断循环，演变成长期无法痊愈的慢性病。这种情形不一定是一周一个变化，有时是两三天一变，每个人情形有所不同。

※

通常气血回升初期，身体会修复较大的问题。气血刚开始回升，能量不高，修复能力不强，而问题较大，因此初期的修复周期较长；随着气血持续提升，以及大问题逐渐解决，需要修复的问题较小，修复周期会愈来愈短。这种修复工作，只要性格没有调整，“伤胃”的行为没有消失，“修胃”的现象必定也会不断出现，胃痛也就反复出现。

脾虚时，由于脾脏忙于修复，搁置了排水工作，容易导致心包积液过多的现象出现。这时就容易感到胸闷，这种生理现象会让人有抑郁的感觉。经常如此，容易发展成焦虑症或抑郁症。这也是中医情志理论中“脾主思”的概念，“追求完美”可能也是焦虑症或抑郁症的根本原因之一。

心包积液过多会影响心脏的功能，进而降低所有脏腑的能力，这时可以通过前面所讲的简单的“心包经按摩”快速改善。按摩心包经可以快速排除过多的心包积液，而心包积液消除，所有脏腑的能力都会随之提升，包括脾的能力也会提升，抑郁的感觉就会很快消失。

这种心和脾的关系，如中医五行理论中的“虚则补其母”。脾属土，心属火，火生土，脾虚从心解决，即按摩心包经改善心的效能，进而改善了脾虚问题。

※

面对这些追求完美，苦于无法跳出伤胃和修胃循环的朋友，首先建议你们修正人生的方向，将追求完美调整为追求开心。我常问这类朋友一个很简单的问题：“你有多久没有真正的开心过了？”

这是许多人从来没想过的简单问题。也有许多人猛然听到这个问题，眼泪就掉了下来，他们真的很久不知道开心的滋味了。

追求完美，却长期达不到完美，自己长期处于压力和不开心的状态，生命呈现的是最不完美的状态。追求事物的完美，却付出了生命，这种不完美的高额代价，是大多数追求完美的人从来没想过的结果。

追求完美所导致的疾病可能很多，如前述的胃溃疡。从养生的概念看，浅表性胃炎和胃食管反流的病因和胃溃疡相同，只是程度上有差异。另外，痛风、乳腺癌、大肠癌、子宫肌瘤、胰腺癌、淋巴癌、白血病、抑郁症、重症肌无力等，这些疾病可能也和追求完美有关。

看到这么多可怕的疾病都和追求完美的性格有关，就能明白追求完美的代价有多高，而这些病在当前的医学环境下尚无法根治。

第二十四章　对于“脾主思”的全新理解

中医书籍中对情绪的说明不多，最常见的就是“心主喜，肝主怒，脾主思，肺主悲，肾主恐”。很少有书籍进一步阐释这句话更深层次的含义，只能自己慢慢摸索和理解。在观察了大量追求完美的人群后，我对脾主思有了全新的理解。

我总结发现怒气、急躁和压力对身体的伤害是相同的。脾胃常有问题的人，即是前述追求完美的人，这些人伤害身体的并不是思，是生闷气的怒。这类性格的人，常思虑过度，而且常是以负面的模式思考。而脾胃受到的伤害则是由生闷气导致的。

※

图 24-1 是怒气伤害的五行分析图。一般情况下，情绪的起点是心，愤怒的情绪属于负能量，在五行图中走的是相克的途径。心属火，

火克金，肺属金，愤怒情绪发出之后会先转到肺。正常情形下，当身体气血能量尚足时，这个负能量会转到肝，肝是再生能力最好的脏器，怒气的伤害主要由肝脏承受。

如果是气血不足的老人或重病患者，没有足够的能量将负能量转到肝，直接由肺承受，很容易出现肺积水，某些重病患者就可能因此丧命。另外，有些人用忙碌来忽略这种怒气，则怒气可能由大肠承受。

闷气是隐忍的怒气，由于没有完全发作，负能量也未完全由肝承受，保留了一部分，会循相克途径转到肝的下一站，即脾胃。气血能量足，由脾承受，容易导致白细胞过多或淋巴系统异常；气血不足，则由胃承受。

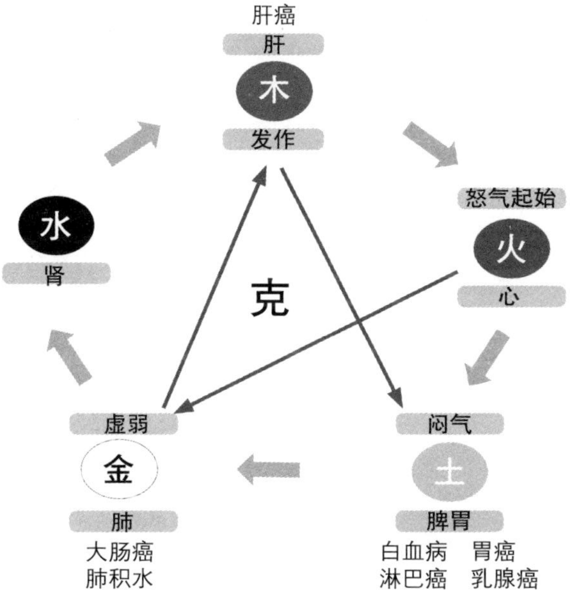

图 24–1　从五行分析图看，发怒形式不同，脏腑所受伤害的位置不同

※

通常，追求完美的人遇到事情时总是思虑过多，而且多是负面的思考方式，经常回忆的也多是生活中经历的消极的人或事，很容易形成负面情绪，从而塑造易“思”的特质。即使如此，追求完美对脾胃造成的伤害，主要原因仍是压力或隐忍的怒气。

第二十五章　追求完美性格调整的实例

情绪垃圾积存愈多，愈容易产生愤怒的情绪。排除了情绪垃圾，减小了情绪惯性，情绪调整会变得更容易。

当患者意识到自己每天的伤胃行为之后，慢慢地就对那些行为开始产生警觉，逐渐放下一些本来在意的事，生气的机会开始减少，伤胃和修胃的次数随之减少，循环的间隔时间拉长，睡眠得到改善。当睡眠得到改善，气血才能提升，而气血提升后，心包积液过多的情况减少，生理因素产生的郁闷情绪也随之减少。

本来一旦陷入负面思考后负面情绪就会持续很长时间，但由于以上外在因素的改变，持续时间变成几个小时，在负面情绪还没有造成胃的伤害之前就已经放下，停止了负面情绪的持续发展。伤胃和修胃的循环开始停止，便进一步减少了因心包积液过多而造成胸闷产生的负面情绪。

这种涉及性格调整的养生和调理，都需要投入以年来计算的漫长时间，患者应耐心地去做调整，祛病的关键在于自己行为的改变。

工作，追求完美努力过，否则不会成功。

生活，得过且过轻松过，否则不会健康。

我在职场工作多年，明白追求完美是职场上获得成功的必备特质，但随之而来的是长期的压力以及失去的健康。如果回到家中能立刻去除追求完美的惯性，改换成比较随性的轻松特质，就能使工作和生活达到“劳逸结合”，把工作带来的压力在家中充分释放。

※

我认识一些事业上很成功的朋友，他们往往把工作中的那套方式完全带回家，便成了下面两句：

工作，追求完美努力过，事业成功。

家庭，追求完美努力过，家庭不和。

这些家庭往往是父亲事业成功，在家中地位高，一家老小只能小心谨慎地遵循父亲的要求，可能导致畸形的人格，而且长期不快乐。整个家庭只有表面上的和谐，气氛却可能是冷冰的，没有温度，没有家人应有的亲密感，人人整天戴着厚重的面具过日子。

※

后来，我把开始的两句话在网络上分享给朋友们，最常得到的反馈是把这两句话的顺序颠倒，成了下面两句：

工作，得过且过轻松过，一事无成。

家庭，追求完美努力过，家庭不和。

在家庭中追求完美，会给所有家人带来压力。大家在工作场所或学校已经有很大的压力，回到家还要绷得更紧，反弹的力量必定很大，自然难以和谐。

第二十六章　家是休息和放松的地方

最近，一位60多岁的朋友因为有几个困扰的健康问题来找我，交谈后得知她也是一个追求完美的人，且肠胃都有问题。

她下巴右侧的下方有个淋巴结，肿了很长时间，她很担心会恶化。从经络分析，那个部位如果肿大，通常反映的是大肠的问题，而她确实有便秘的问题。这让我联想到她可能也有子宫肌瘤的问题，她回答确实在更年期之前有子宫肌瘤。

以下是我们的对话记录：

吴：你是否有人可以经常谈心？（以我的经验，便秘和子宫肌瘤都是情绪垃圾排不出去的结果。她可能在人际关系上有问题，缺乏谈心或疏泄情绪的环境或机会。）

她：（面露难色）我和家人关系不好，没人可以谈心。我先生喜欢喝酒，对健康没有要求，我很担心他的健康，他却不在意，所以常为此事争吵，关系闹得很僵。女儿幼年时被我管得很严，和我关系也不好，我们也经常发生争执。面对这样的家庭环境，我只能经常参加一些休闲的活动。

吴：先谈女儿的事。你有多久没有称赞过她了？

她：很久了。

吴：她是什么职业？

她：自由职业。

吴：那应该很优秀，你觉得她不好吗？她什么地方你不满意？

她：她的东西到处乱放，还经常晚睡，一睡睡到中午，我担心她的健康状况会愈来愈差。

吴：你们经常因为这些问题吵架，有用吗？

她：没有用。

吴：她的那些问题比较重要，还是改善你们的关系比较重要？

她：当然是关系改善比较重要。

吴：相比之下，那些问题是不是鸡毛蒜皮的小事？

她：好像是。

吴：她没有优点吗？不值得你称赞吗？和朋友的孩子比起来，她真的很差吗？建议你回家好好想这几个问题，再想想为什么这么久都没称赞过她，然后告诉女儿，你发现她有多少优点，你有多欣赏她。既然你爱她，就要欣赏她的优点，包容她的缺点，并且让她知道。家人的关系是互动的，你改变了，她就会跟着改变。她接受了你，规劝的话才可能听进去。先生的问题也一样，也许你可以找一天也买瓶酒，然后邀请先生跟你一起喝。

她：怎么可以这样？

吴：你会吓他一跳，也许就有新的转机。反正你和他因为喝酒吵了大半辈子都没有用，何不试试新的方法。

她：我刚才心里好像有块东西松了下来，手就变热了。（见面握手时，我说她手好冰，原来是心里闭塞造成的。）

吴：家是休息和放松的地方，你却不断地给每一个人压力，这才是问题的根源。改变要从自己做起。

她：这些和我肠胃的问题有什么关系？

吴：你肠胃的问题主要是情绪引起的。家中气氛改变了，有人能谈心，并且互相关心，肠胃的问题自然会改善。

※

愈来愈多的研究认为，许多慢性病是由错误的生活方式造成的。从中医治因不治果的原则出发，只有改变生活方式，改变对事物的观念，才能做到真正的“治因”。这种没有药物和手术的养生方法，可能更有机会改善身体状况。

不久前我收到扬生慈善基金会寄来的一本书——《不老族札记》，由基金会创办人许光扬先生所撰写。书中第一章《十件令自己开心的事》，正好是我当下最需要的一篇文章。

文章内容很短，节选如下：

阿秋寄了一篇他最近读的短文来，说这是一篇很实用的文章，值得一读。

短文里说，人的心情状态，就像个天平，开心和不开心各据一边，如果开心的事比不开心的多，心情就会向开心的一边倾斜，于是愉悦的情绪逐渐膨胀，而不开心的情绪慢慢缩减，便会有一个快乐的一天。

如何办到？建议的方法是，随时随地找出能让自己开心的事，这些事可以小到今天的报纸准时送达，事虽小但也能令人开心，秘诀是每日最少寻找十件令自己开心的事，并且随时把它记录下来。

今天试行，发现一天之中要有十个让自己开心的事不容易。到了下午，我改变心态，不是等开心的事自动找上门，而是要去“营造”开心的事。心态改变之后，午后在客厅看到窗外盆景上的小绿叶随风摇曳，飘然自在，心想，它们多么安逸啊！当我向它们挥挥手时，一种喜悦的感觉油然而生，我于是把这事记在“开心的十件事”的小笔记本上。

每天追求“开心的十件事”，慢慢地，追求开心会成为我们生活中愈来愈重要的事，追求完美就不再是唯一的目标。这是追求完美的人调整性格最好的处方。

第二十七章　老年人的养生心得分享

年过 60 岁之后，进入了传统老年人的行列，我对于这一年龄段的养生颇有些心得，也在此分享给读者以供参考。

中医的气血指的是人体的总能量，也可以说是一个人的整体健康状况或指标。目前没有任何仪器可以测量出人体的总能量，中医则是通过望诊的方式观察人的气色，依照经验来做出判断。气血不足是老年人共同的健康特质，而多数好发于老年人身上的慢性病都与气血不足有关。随着年龄的增长，气血会持续下降，可以说气血下降的趋势就是老化的趋势。因此，减缓气血下降的速度，是老年人养生的重点和目标。

气血能量较高，自愈活动愈积极；气血能量较低，自愈能力较低，自愈活动也较不积极。在春天或夏天，自愈活动相对积极的人，一天内可能同时有多个脏腑处于修复状态；自愈活动不积极的人，则可能任何一个脏腑都不会处于修复的状态。

◆ 气温变化对老年人的影响

气温下降的秋冬，身体会转移部分血液进行保温，这时可支配的气血总量就会下降。前面我们说过“气血能量的高低和老化成反比”，到了秋冬，身体可支配的能量减少，身体的状况就相当于比夏天老了几岁。寒流来袭时，气温有时会骤降十几度，有些身体较虚的老年人就很容易出问题，如血压升高、中风或心脏病发作等，这些都与气温突然下降有关。

面对这种气温对人体的重大影响，老年人在秋冬必须做好预防的准备：

①最好在家中活动的区域加装暖气设备。

尤其是寒流期间，待在温暖的家里不易受到影响。在气温骤降的时候不离开温暖的环境，就不容易出问题。

②每天在阳光下晒半小时以上。

阳光是老年人每天必须接触的能量来源，冬天不能出门的老人，就要选择在阳光能照射到的房间活动，只要条件许可，最好每天都能晒晒太阳。

③旅游必须避开太冷的地区。

秋冬出游要注意挑选适宜的地区。如果到较温暖的地区旅行，最好等居住地区气温回升后再返程。从较暖的地区回到较冷的家中，温差的变化也可能会对老年人造成伤害。比较理想的做法是避免在冬天旅行。

④ 手脚要注意保暖。

当老年人在家无论穿多少衣服都不觉得暖和、手脚冰冷的时候，就是身体气血能量较低，无法适应当时的气温。同时由于身体总血量不足，没有足够的血液分配到手脚，这时手上最好能戴上保暖的手套，脚上也要穿上保暖的厚袜，必要时可以多穿几双，而且最好能提高室内温度，直到手脚不再感觉冷为止。这种老年人不适合在天冷时外出活动。

◆ 睡眠与老年人养生

睡眠是老年人养生非常重要的一环。我在之前的书中曾多次强调，"良好的睡眠是进行身体造血及增加自愈功能最重要的必要条件"。人类最原始的作息是日出而作、日落而息，造血和自愈活动最合理的时段是夜间睡眠时，也就是睡眠除了必须有充足的时间之外，还必须在夜间适当时段，这样睡眠才会有最好的效果。

晚睡的调整

常见的老年人睡眠问题之一是晚睡的习惯。这是在工作期间养成的习惯，退休后虽然不再需要晚睡，但并没有刻意调整，就继续晚睡。

早睡是保证良好造血功能的必要条件，晚睡会使造血效率变差，老化速度也会变得比较快，而且身体的自愈活动会因缺乏能量供给而无法顺利进行。身体没有自愈活动进行时，看似并没有不适的症状出现，但随着能量的快速下降，血压和血糖很容易出现异常，时间长了还有改为慢性病的可能。

入睡的时间最好能在十点前，当然能够更早睡，造血效果会更好。对于晚睡的人，例如超过十二点才睡，改善的第一步是先调整到十二点前入睡，等到能够稳定在十二点前入睡，就往前调到十一点，过段时间再调到十点或更早。也就是分步实施，逐渐往前调整。

习惯早睡的人通常睡眠质量较好，睡眠时间也较长。主要是早睡的人肝火不旺。相反，晚睡容易助长肝火，从而导致睡眠质量差，使人容易浅眠和多梦，睡眠时间自然较短。

早睡和晚睡对健康的影响巨大，只要早睡 1 个月，就能体会到身体的明显变化。建议每一个退休的人，首先把睡眠调整好。

睡眠调整好之后，气血能量会很快升高，身体会启动自愈机制。过去因晚睡造成气血低，身体搁置了大量的损伤没有修复，睡眠调整好之后，这些被搁置的损伤在气血升高、自愈系统启动之后，就会逐一开始清理修复。修复会产生各种各样的症状，这时建议把《人体使用手册》系列图书拿出来仔细阅读，从中理解每个症状的真正意义，这样对身体的自愈活动会有更深入的理解。

气的调度

这是我在《人体使用手册 2：人体复原工程》中曾经说明的状况，在这里简单地再说一次。

在幼年时，我们晨间六点起床，到了中午十二点多才感觉困。起床时精神很好，到了中午累了，身体少掉的就是“气”，那时气的“长度”有六七个小时。随着年龄增长，气血能量下降，气的长度逐渐缩短——到了中年就剩下三四个小时，老年则剩下两三个小时，得了重病大概就只剩下两小时。

许多人都有体会，上午工作到十点或十一点时突然感觉很困，可是此时不允许睡觉，只要硬撑十分钟左右，精神就又来了。这时用的能量就是中医所说的肝火，是身体开启了透支的大门，从肝血中透支了能量。几个小时后，能量再次不足，人又想睡，继续撑一下，又透支了更多的肝火。白天持续透支肝火，到了晚上即使很累也难入睡，这时就会进入透支过头、肝火旺盛、不易入睡的状况。

老年人可以在某一天晨间起床后，什么事都不做，放轻松，然后观察自己几点第一次感到疲倦，记录下时间，计算从起床到出现疲倦的时长，这就是自己气的长度，是经过一夜的休息所积累的，也是当下血液总量所能承载的气的长度。血液是气的容器，血液总量愈多，能够承载的气愈多，气就愈长。

了解自己气的长度后，老年人可以根据这个长度规划每天的活动。如果气的长度是 3 个小时，则每隔 3 个小时，当气用完时就躺下来休息，可小睡半小时来补气，这样就能避免身体启动透支的肝火。整个白天都不启动透支的肝火，夜间睡眠自然会比较平稳。关于 3 个小时的控制，必须考虑人不是机器，说停就能立即停下来，必须在 3 个小时中保留至少半小时，让身体慢慢停下来。至于 3 小时以上的活动，可能就不宜参加了。

我有个朋友已经 80 多岁了，参加了一次课程，每次上课需要 4～8 小时，上完课她就会失眠两三天，把睡眠调到正常需要一两周。我建议她每次参加这类课程最好控制在一小时内，保留前后的交通时间，整体大约 3 个小时，然后就回家休息，这样才不会影响夜间的睡眠。这是举办老年人活动需要知道的常识，尽量避免数小时的课程，多数老年人没那么长的“气”来听课。

失眠的人总担心夜间睡不着，白天不敢合眼休息，这是错误的。失眠的人都有早起晚睡的习惯，往往早上五六点就起床，晚上快十二点才上床，大约有 18 个小时没合眼，上床时肝火很旺，入睡就很困难。像这种情况，建议改成累了就休息或小睡，每次小睡不要超过 30 分钟，这样夜间反而会睡得好。

有些老年人经常坐在电视机前，一边看电视一边打盹儿，一天下来不知小睡了多少回。这样的老年人多数天一黑就能睡，完全没有失眠的困扰，白天打的盹儿一点儿都没影响他们夜间的睡眠。

肾虚引起的睡眠障碍

肾气和气血紧密相连，并且成正比，老年人普遍气血不足，肾气水平自然也低下。特别是睡眠不好的人，如果饮食的营养摄取也不足，就容易形成肾虚。肾虚容易引起透支气血的肝火和心火，因而形成睡眠障碍。这种情形，只要改善了肾虚的原因，就能一并改善睡眠。

中医把肾虚分为肾阳虚和肾阴虚。中医在能量上的阴阳分为有物质的能量“阴”和没有物质的能量“阳”，两者合并则为滋阴补阳。气血的阴阳如此，肾气的阴阳也如此。

多数老年人睡不好时，按摩肾经或补充容易吸收的蛋白质，都能改善睡眠。按摩肾经可以提升无形的能量，是为补阳；补充容易吸收的蛋白质可以提升有形的能量物质，是为滋阴。另外，“血”和“气”是人体能量的两个概念，“血”为有物质的能量，滋阴也可以视为补血；“气”为没有物质的能量，补阳也可以视为补气。

有些老年人饮食过于清淡，甚至喜欢素食，但素食虽好，造血过程中更需要的是蛋白质和胶质，这两种养分在素食中比较缺乏。我常建议老年人最好不吃肉类，但吃奶制品和蛋类，从奶蛋中摄取人体所需要的蛋白质和胶质。特别是有失眠困扰的老年人，充足而全面的营养补充是改善睡眠的有效良方。

第二十八章　营养补充品的使用

在本书第二十二章阿尔茨海默病成功医治的案例中，妇人使用了大量的营养补充品，如维生素 B_{12}、维生素 D、鱼油、辅酶 Q_{10} 等。这些产品很像中药，只是用西药的制药方法开发和制造出来而已。

我服用营养补充品已有多年，在使用这些补充品之前，我会先了解这些产品的中医医理，这样才能知道何时使用什么产品，解决什么问题。例如，下文即为对钙保健品的分析和实验，可以帮助我们重新理解这类营养补充品如何在中医理论中发挥疏通经络的作用。

◆　钙保健品的经络调理

经络研究发现，在人体骨间膜（一种结缔组织）的表面（图 28-1

和图 28-2），穴位和非穴位之间的钙元素含量有很大的差异，穴位的钙元素含量是非穴位的 40～200 倍。健康状况愈好的人，这种钙元素含量愈高。传统的健康知识认为，钙的摄取主要会影响人体的骨骼生长。但从经络研究的观点看，钙的摄取还会影响身体经络的运行。

科学家进一步发现，针刺穴位时，针尖停留于骨间膜的表面，骨间膜是由一束束线状的胶原纤维构成的（图 28-3）。其中的胶原纤维呈非连续形态，相邻的纤维之间存在着间隙。生物体内的胶原纤维是一种生物液晶态的物质，在 9～20 微米波长的远红外线下，呈现近似于光纤维的物理特性。针刺穴位时，储存于骨间膜表面的钙离子被释放出来，充斥于断开的胶原纤维间隙，迅速导通了被阻断的信号，经络因而被疏通。这些胶原纤维很可能是人体内部的信息高速公路。科学家们猜测钙离子则是这些人体光纤维之间的导通介质。

在保健品市场，存在着各式各样的钙保健品，如从最早化学合成的钙，到后来利用动植物提炼出来的钙，还有锭状的钙和液态的钙，甚至离子钙。根据经络研究的观点，应该有适当的保健品能直接补充经络穴位中的钙元素。

便秘是困扰许多人的一个问题，虽然称不上是大病，却是许多重病最早出现的现象。引起便秘的原因很多，如肺热、肝热、大肠燥热、心血不足等。便秘者的问题涉及多条经络，如果能找到一种含钙的保健品，解决各种不同原因的便秘，即能证实其可补充至经络中的穴位，迅速疏通全身的经络。

※

经试用多种不同品牌的钙保健品后，我发现多数产品对于便秘均

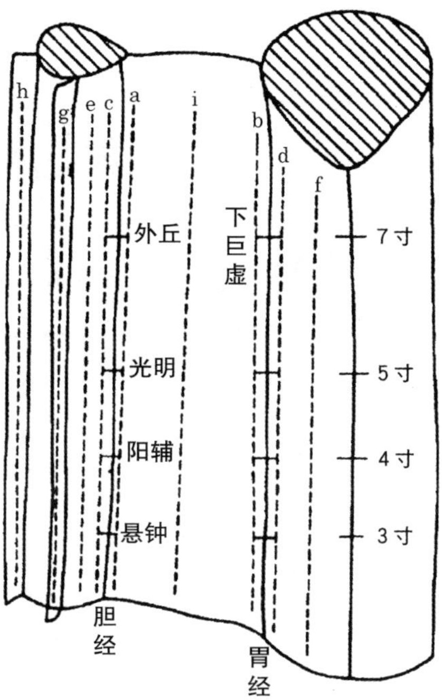

图 28-1 胆经和胃经在骨间膜上

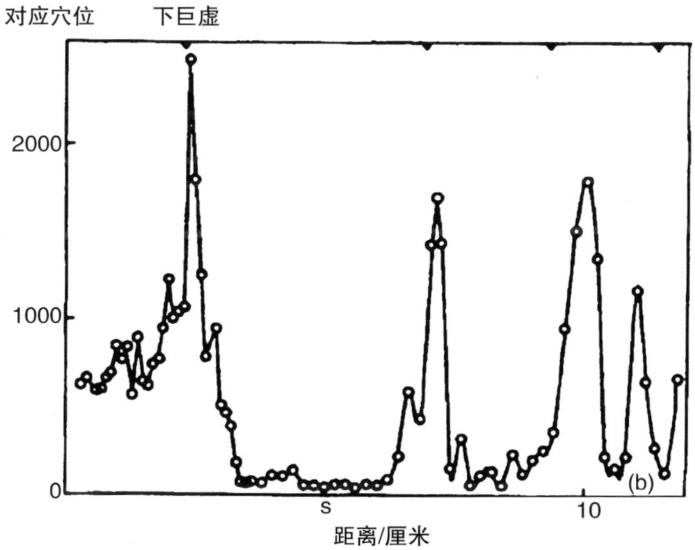

图 28-2 胃经上钙元素的分布

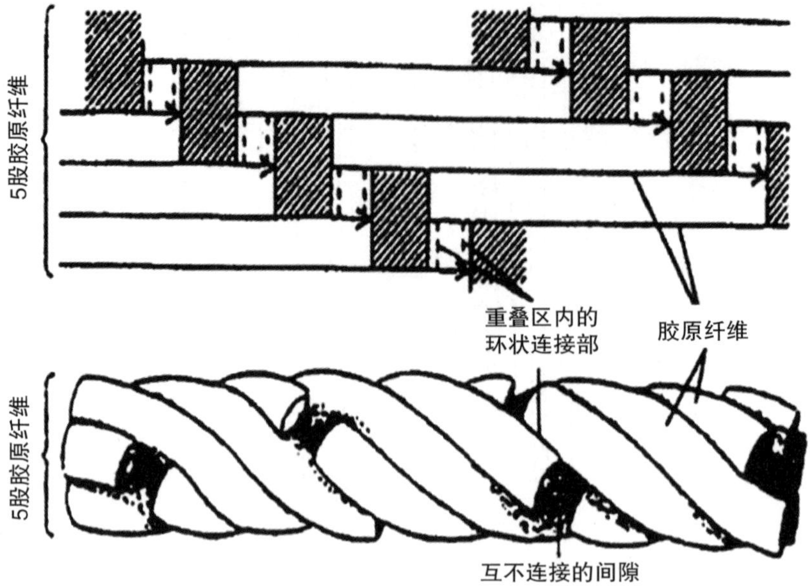

图 28–3　骨间膜中胶原纤维的结构

无改善的功效，有些产品甚至会引发便秘，有些产品则会产生肾或膀胱的结石。只有少数的钙保健品没有这些问题，还能改善多种不同原因的便秘，只要足量服用，就能使大多数便秘顺利改善。这可能与每种钙保健品中钙含量的不同有关。传统锭状的钙片无法达到理论上的效果，最主要原因是吸收的比例太低，而改善了吸收比例之后，应有的效果就显现出来了。

另外，许多女性在月经期间会有痛经的困扰。从中医观点看，痛经多出现在肾经不通时，可尝试服用正确的钙保健品。一位被痛经困扰十多年的朋友，在服用稍大剂量的钙保健品之后，情况大为改善，几乎与服止痛药的效果相同。不同的是，止痛药只是抑制了痛感神经，身体的运行仍旧不顺畅，而残留的化学药物还会对身体造成不可预期的危害。钙保健品则是直接疏通肾经，使身体的运行顺畅。

这种疏通经络的方法是通过直接补充经络中的钙，没有使用任何药物或任何身体不需要的物质，没有后遗症，是健康且安全的方法。

大多数的疾病都会造成身体上的经络阻塞，质量较好的钙保健品不但能强化骨骼，改善骨质疏松的问题，并且能够迅速补充经络中的钙元素，达到疏通经络的目的。经络的疏通可强化每一个脏腑的运行功能，使生病的人更快速地得以康复，也使成长中的儿童和青少年发育得更好。

（注：本文主要观点及图片取材自 1998 年 3 月《科学通报》，费伦教授等科学家所发表的论文《经络物质基础及其功能性特征的实验探索和研究展望》。）

◆ 从中医学理论理解各种保健品

除了对钙的特殊理解之外，对于其他保健品也有类似的理解。

抗氧化剂：当人体疲倦或有损伤时，血液中容易出现自由基。自由基又称游离基，是指化合物的分子在光热等外界条件下，共价键发生均裂而形成具有不成对电子的原子或基团。自由基会附着在血细胞上，使得血细胞吸附周围的血细胞形成一个细胞团。这些血细胞团体积较大，无法进入毛细血管，失去了运送养分或垃圾的功能。

抗氧化剂能够快速去除血细胞上的自由基，使血细胞团很快分散开，恢复运送养分和垃圾的能力，增加身体的活力。抗氧化剂本来没有太多的能量，只因其“四两拨千斤”地去除了血细胞上的自由基，提升了血液的效率，进而提升了身体的总体能量。这种功能接近于没有物质的能量提升，即补阳的功效或是补气功效。

补充容易吸收的蛋白质，或通过消化酶提升食物的吸收率，都能提供人体更多的造血材料，因此可视为具有补血的功效。

补气、补血、疏通经络，构成了中医概念中最基本的调理要件。其中，补气和补血符合中医扶正的概念；疏通经络，有利于脏腑能力的提升，也有利于体内垃圾的运输，则是具备扶正和祛邪的功效。

辅酶 Q_{10}：在实际使用辅酶 Q_{10} 时，我发现它有利于心包经的疏通。疏通心包经可以改善脾运化水谷的能力，符合中医“虚则补其母”的理论——心属火，脾属土，火生土，心为脾之母。辅酶 Q_{10} 也可以改善心脏的效能，提升身体的总体能量，加上提升脾脏的功能，故而可提升身体自愈能力。

维生素 B_{12}：具有类似抗生素的功效，近似中医健脾的功效。

鱼油：鱼油中的Omega 3能迅速清除血液中的垃圾，大量服用则具有抗生素的效能，这些都具有中医健脾的功效，也就是服用Omega 3可以提升脾的能力。

维生素D：在钙的吸收过程中是非常重要的元素，人体吸收了维生素D之后，通过晒太阳转变成维生素 D_3，这时从食物中吸收的钙才能被身体吸收。钙被吸收之后，补充至经络层，就能使经络通畅。因此，维生素D是促进经络通畅的营养素之一。

利用中医学理论重新理解现代保健品，能更有针对性地利用它们，从而提升身体的各项功能。

第二十九章　牙齿健康与养生

在研究养气血的过程中，我发现细嚼慢咽是非常重要的一环。

胆汁是消化过程中将食物分解成脂肪微粒的消化液。它是由肝细胞分泌的，肝细胞分泌胆汁时不会因是否进食而调整分泌量。如果将胆管直接从肝拉到小肠，将会造成进食时胆汁分泌量不够，未进食时胆汁又流失了。因此，身体有了胆囊。肝细胞分泌的胆汁先储存在胆囊中，等进食时再从胆囊流到十二指肠，提供消化食物之所需。

图 29-1 是胆经和胆经的分支在头部两侧及脸颊两侧的分布。当咀嚼食物时，这两个部位的胆经都会被触动，身体的控制系统就知道当下正在吃东西，便将胆汁流到十二指肠。可以说胆囊和胆经构建了胆汁分泌的自动控制系统。

了解细嚼慢咽和胆经及胆囊的关系，就能明白牙齿健康的重要性。

只有健康的牙齿才能对食物进行充分细致地咀嚼，从而触动胆经。否则，一方面会使身体无法顺利吸收到必要养分，造血系统无法顺利造血，不利于化生气血，甚至可导致老化速度加快；另一方面，由于胆汁无法顺利排出，堆积在胆囊，造成胆囊中的胆汁浓度不断升高，最终形成结沙或结石；再一方面，胆汁无法顺利分解油脂，会造成过多的脂肪堆积在体内，形成脂肪肝。因此，牙齿的健康对于老年人的整体健康极为重要。

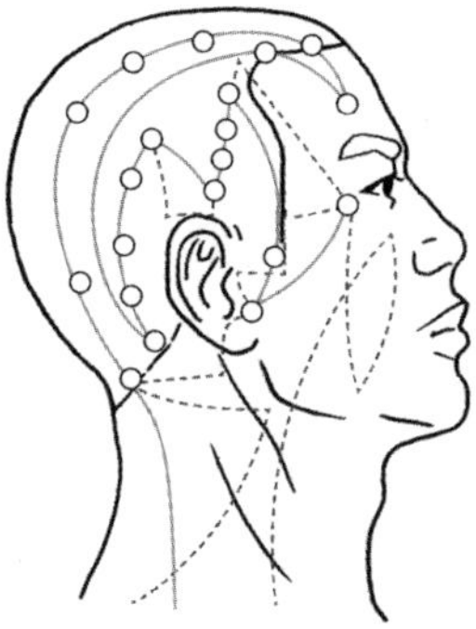

图 29–1　胆经及其分支在头部和面部的分布

◆　牙齿的保健

本节内容，是由我的牙医好友台北恩信牙科诊所王文信医生所提供的老年人牙齿保健知识与建议。

牙齿的保健应该从牙周和牙齿两部分来进行，只有牙周和牙齿都健康，才能有良好的咀嚼功能。良好的咀嚼功能是整个消化系统最重要的一环，做到细嚼慢咽可以达到下列目的：

① 食物容易变成小分子。

② 提高肠胃分解食物的效率。

③ 充足的养分供应全身器官所需，以创造充足的气血。

④ 可以充分享受美食，保持身心愉悦。

⑤ 老年人有口福是生活幸福的指标之一。

牙周和牙齿不健康的影响

口腔不卫生是牙周和牙齿不健康的重要原因之一，如果没有做好牙齿的清洁工作，容易衍生下列问题：

① 食物残渣滋生细菌。

② 破坏牙齿及牙周。

③ 不断吃进细菌。

④ 破坏免疫功能。

⑤ 心血管疾病、关节炎、糖尿病、脑卒中、阿尔茨海默病、骨质疏松、肠胃疾病等患病概率大增。

此外，牙齿松动、缺损，造成咀嚼变差，食物囫囵吞入，也容易使肠胃负担加重，食物分解能力下降，养分吸收减少。很多人，尤其老年人因为牙齿和牙周不健康，会刻意将食物煮烂，这会破坏食物的营养成分，使营养吸收不足，最终可能导致体力不济、皮肤暗沉、脸色苍白、皱纹明显。

由此可见，牙齿健康实在太重要了，它牵动着全身的健康。牙齿越好，生活质量越好，身体越健康；牙齿越差，身体状况越差。套用一句我们经常说的，“眼睛乃心灵之窗，眼睛好，心就明亮”，可以说“口腔是躯体之窗，牙齿好，身体就健康”。

守住牙齿，守住身体的山海关

牙齿在消化系统中居于关键位置（图 29-2），它虽是小器官，却是身体的山海关。在古代，守住山海关（天下第一关），就守住了中原

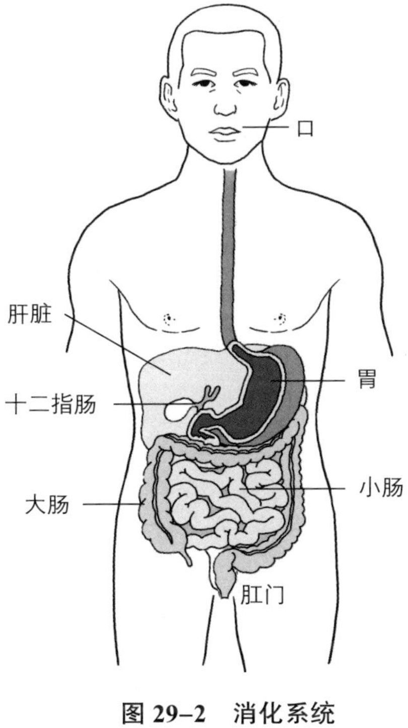

图 29-2　消化系统

领土，对于人体来说，守住牙齿健康，是守住身体健康的第一关。

知己知彼，才能胜券在握。牙齿要健全，首先必须了解各年龄阶段的牙齿问题：

【0-5 岁】长牙，学习刷牙。

【6-12 岁】换牙，注意龋齿。

【13-18 岁】学习压力大，易忽略口腔卫生，龋齿激增。

【19-40 岁】活动多，应酬多，龋齿增加，刷牙出血，牙龈发炎。

【41-60 岁】注意牙周病，这是掉牙的主因。

【60 岁以上】牙周病及根部龋齿。

现代科学已经证实，免疫力差的人容易出现龋齿和牙周病问题，倘若再加上口腔卫生不佳，则易引发糖尿病、低血压、贫血等慢性疾病，造成末梢血液循环不良、骨质较为疏松、抵抗力降低，继而加重牙周的问题，使情况变得更糟。牙周病若未得到适当治疗，也有可能进展为慢性病，进而形成恶性循环。

换句话说，只要气血足、免疫力强、做好口腔卫生，到 80 岁仍有 20 颗牙（8020）的目标就不难达成。

如何有效清洁牙齿，预防牙病上身

老年人的牙病以牙周病及根部龋齿最为常见，这也是老年人掉牙的最主要原因。为什么这两种病难防？其原因在于：

① 随着年龄增加，齿间牙龈会稍有萎缩，牙缝变大，越来越容易塞牙。

② 年龄越大，手部协调能力降低，无法仔细清洁牙齿。

③ 口水内含水分、酶、抗体等主导口内平衡，负责消毒、冲洗、润滑、分解等工作，一旦年龄增大，常因生病、喝水少、爱吃甜食或吃太多药，导致口水减少，口腔内环境平衡被破坏，加速牙周破坏及根部龋齿。

针对以上原因，我们的建议是以电动牙刷代替手动牙刷，用牙间刷及冲牙器清洁牙缝，随身携带牙间刷以备不时之需。平时也要多喝水、多走路、多唱歌，起居正常，增强免疫力。

有效洁牙要注意以下几点：

①最好吃完三餐就刷牙。若出门在外不方便，可先用牙间刷轻刷，然后用力漱口。

②睡前洁牙最重要。先用牙线清洁齿间，再用牙间刷清洁齿缝，用电动牙刷刷牙 2～3 分钟，充分用蜂胶漱口水漱口，再用冲牙器冲洗牙缝。

③平常喝水时，漱漱口再吞下，吃完食物后多用力漱口，这招简单又有效。

④ 多吃纤维类食物。

⑤一定要遵守 3 ～ 6 个月定期追踪牙齿检查。

图解牙周病及克服的方法

牙周病对口腔的破坏就像是建筑物被挖去地基，长久下来牙齿便会开始出现晃动现象。图 29-3 是牙周病的形成与影响。

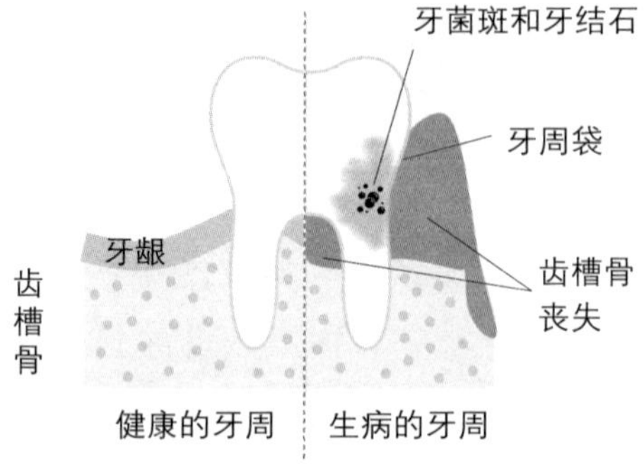

食物残渣形成牙菌斑及牙结石（牙齿的杀手）

↓

造成龋齿、牙周病、牙龈及齿槽骨受损

↓

掉牙

↓

严重影响健康及生活

图 29-3　牙周病的形成与影响

克服牙周病的方法（如图 29–4），需要患者与牙医通力合作，共同努力。

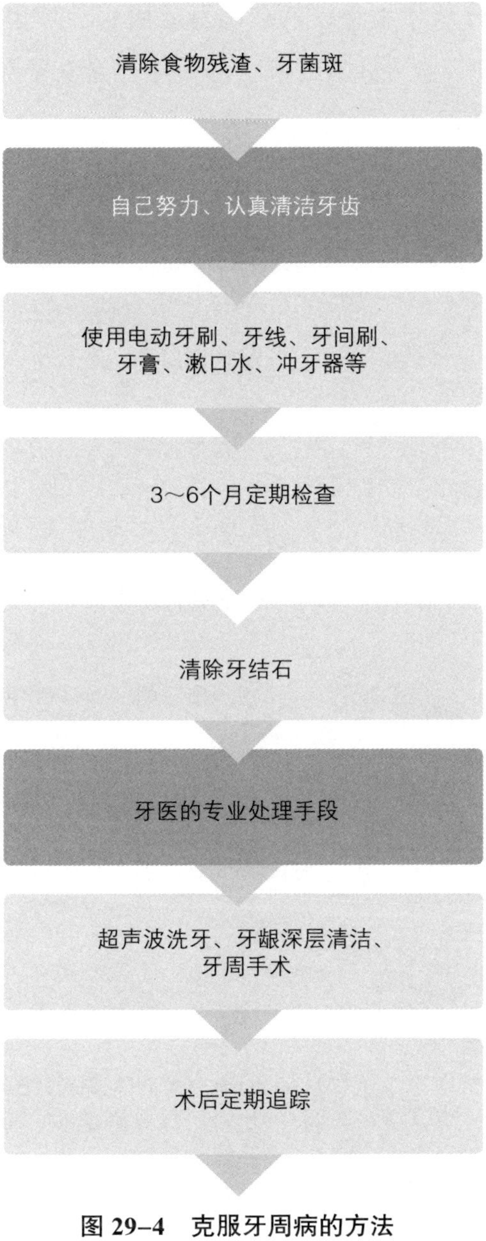

图 29–4　克服牙周病的方法

缺牙怎么办

若是有部分缺牙不补，就会诱发牙周病及牙齿根部龋齿，从而加速掉牙。缺牙的补救方式有三种：种植牙、固定义齿、活动义齿，比较如图 29–5。

图 29–5　缺牙补救方式的比较

项目	种植牙	固定义齿	活动义齿
选择顺序	第一	第二	第三
优点	不伤害邻牙 独立完成 无蛀牙问题	制作时间短	花费较低
缺点	治疗期较长 费用较高	邻牙经修磨后容易蛀牙，且牙桥下方不易清洁，容易导致牙周病变	饮食后要取下清洁，勾住的牙齿如同慢性拔牙会逐渐松动；全口假牙患者易受脱落之苦
咬合力	接近自然牙	约自然牙的 60%	低
修牙齿	不需要	需要	须少量修磨
治疗期	长 3～6 个月，甚至更长	短 2～4 周	中等 3～6 周
费用	高	中	低
定检周期	3 个月	3 个月	3 个月
耐用度	高 和真牙一样容易清洁，遵照医嘱定期检查，耐用度达 10 年以上	中 因易有根部龋齿或牙周病，务必遵照医嘱定期检查，以提高耐用度	差 易有根部龋齿、牙周病或牙槽骨吸收，务必遵照医嘱定期检查，以提高耐用度

从中医角度解析牙齿健康的重要性，更容易明确牙齿在全身器官中举足轻重的地位。

牙齿多，咀嚼好，除了对胆经有利外，还会让脾胃运化生成水谷精气的效率提高。脾胃乃后天之本，若其健旺，后天养分充足，气血自然充足，人也会体力好，免疫力强，不易生病。“四季脾旺不受邪”就是这个道理。再者，肝胆分泌调节正常，小肠吸收以及大肠排泄自然顺利，吃得下，吸收好，排得顺，睡得好，岂能不健康长寿！

附录　养生需要认识的中医概念

本书有许多养生的新概念，读到这里，相信读者已了解许多。过去我做了十多年的管理顾问工作，后来学习中医养生，把自己的管理专长与养生结合，发现套用管理学概念来管理自己的健康真的很适用。同时，我也从经验中体会和认识到养生主要靠的是人体自愈机制。多年来，我的研究一直围绕在自愈的范畴，我想跟大家多分享一些养生中需要认识的中医概念，进一步帮助大家理解自愈活动。

◆　网络结构的人体系统

在研究中医的经络理论时，关于大脑的问题困扰了我很长一段时间。这个问题是：为什么大脑没有经络？大脑在人体中扮演什么角色？

人体的结构是一部计算机，还是一个网络结构?”

如果人体结构是一部计算机，大脑就是计算机的中央处理器，是整个人体的核心。可是在我们的认知里，没有任何器官控制内脏的活动，包括大脑。我们称这些内脏的系统为不随意肌，其实就是不随大脑的意志活动。

大脑没有经络的结构，中医概念中的人体系统，大脑并不是其核心。与其说人体结构像是一部计算机，不如说它更像一个企业的网络结构。如图附录-1的企业网络，总经理是这个结构中的指挥者，但是计算机网络的核心却在机房中各种不同功能的服务器上，总经理并不负责服务器机房的运行、管理和维修。

将企业网络结构稍微更改成图附录-2所示，就出现了一个类似的网络结构。其中，服务器机房中各个功能的服务器换成了10个拥有对应经络的脏和腑，总经理的终端机换成大脑。

这个企业网络结构似乎更“适配”中医概念下的人体系统结构，也就是两千多年前《黄帝内经》中所描述的人体结构。

在人体系统的网络结构中，大脑指挥着四肢、五官，可以说大脑是这个身体的操控者或使用者，但不负责管理和维修机房中的服务器——脏腑。机房存在着极为复杂的运行系统，不可能像人体的某些反射动作那样简单。五脏六腑的管理，包括正常的运行控制、能量配置、维修计划等，其中诸多事项必须因身体总体状况和外部气候条件作出决策，这是极为复杂的工作。

所以，人体可能存在着另一个比大脑更智能的机构在处理这些事项，这是比较合理的推论。这个“存在”担负着机房运行的管理和维

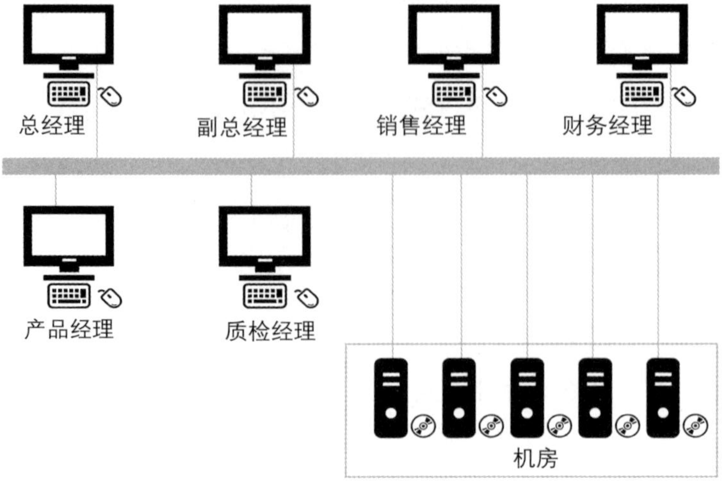

图附录–1　企业内部网络结构图

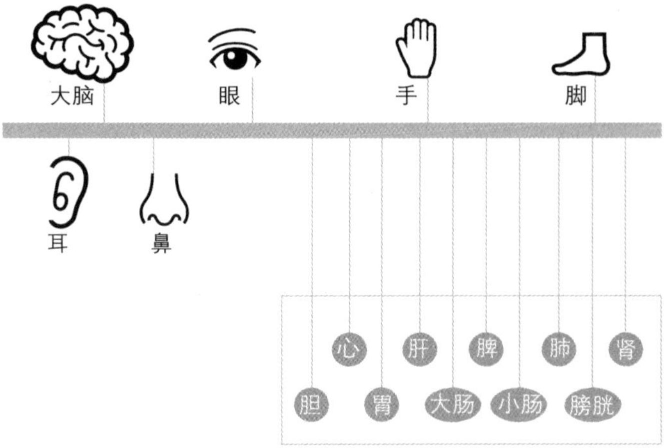

图附录–2　人体系统网络结构图

修，也许可以称这个“存在”为潜意识。具有人体这样的网络结构，才能合理解释大脑没有经络的事实。

我们不知道心脏如何跳动、肠胃如何蠕动，似乎五脏六腑的操控完全不在大脑的感知中。这说明大脑并不实际操控五脏六腑，就像公司的总经理并不需要具备维修机房中服务器的技能一样。

“人体近似网络结构的系统架构，可以合理解释大脑没有经络的事实”，这样的推论只有在网络系统技术发达的今天才有可能被总结出来。

长期以来，中医一直给人不科学的印象，实际上可能是人类的整体科学技术水平不足，不具备理解中医理论中人体系统结构的能力，而我认为中医的系统结构理论可能远比西医学更接近人体“设计者”思想。根据《黄帝内经》的文字陈述，可以描绘出前述网络结构形式的人体系统图（如图附录–2），这让我对《黄帝内经》的作者感到好奇，两千多年前的他似乎就已经具备现代网络结构的系统知识。

西医学根据生理学理论分了许多科，各科之间似乎没有太多关联。中医则不同，在中医传统理论中，存在着各个脏腑和情绪之间相关联的理论，认为“心主喜，肝主怒，脾主思，肺主忧，肾主恐”等，说明了五种情绪和脏腑之间的关系，也说明身和心之间是紧密结合、互相影响的。而且系统图中每个元素之间都有紧密不可分的关系。

当然，这个系统结构是从“大脑不在经络之列”的事实所做出的推论，并没有任何证据足以支持这种观点。或许必须等到人类科技进步到足以跨越空间时，才能证实其真伪。

◆ 经络是身体修复的通道

在学习中医时，我常问自己两个问题：经络是什么？为什么身体要设计经络这样的结构？

我还是用老办法，假设自己是那个设计人体的人，从设计者的视角来思考这个问题。既然中医常以经络来治病，那么经络存在的最大可能是用来修复身体的。

就像我们设计计算机时，总要考虑如何维修，一个需要存活在世上数十年，乃至百年的机体，设计时更需要考虑维修问题，必须建立功能强大的自愈系统，但是再强大的自愈系统也难免会出现力有不逮的时候，这时就需要利用人体的自我反应，从外部进行辅助。也许经络就是在这样的考虑下被设计出来的。

中医的阿是穴取的就是疼痛的部位，可以引导人们用手去敲它，疏通那一点的经络，就能使经络对应的脏腑得到改善。也就是敲打或刺激经络上的穴位，可以促进体内脏腑的运行。经络和其中的穴位是身体用来调整脏腑的通道，也可以说是身体用来维修脏腑的通道。

身体对应脏腑的经络只有 12 条，也就是说，能通过经络维修的器官只有这 12 个。有经络对应的器官和没有经络对应的器官，从人体设计者的观点来看，显然是完全不同的两种器官。

人体从头到脚，从里到外，有数十个不同的组织或器官，如头发、皮肤、筋、骨、神经、淋巴；眼、耳、口、鼻、手、脚；心、肝、脾、胰、肺、肾、大肠、小肠、胃、胆囊、膀胱等。

今天各种慢性病之所以找不到病因，关键因素之一就是弄不清身体内部各个组织器官之间的关系。面对具有数十个组织器官的人体，想象每个组织器官之间拉一条线，总共会出现数百条关系线。本来就很复杂的人体变得更复杂了。因此，必须对组织器官进行分类、适当简化，才有可能找到它们之间的关系。

首先，就“经络是身体维修的通道”这个概念，将组织器官分为“有经络对应的组织器官”和“没有经络对应的组织器官”两大类。有经络对应的器官分别是心、肝、脾、肺、肾、大肠、小肠、胃、胆囊、膀胱，没有经络对应的组织即心包膜和横膈膜（三焦）。

“症在四肢五官，病在五脏六腑”“治病不治症”“治病求本”，这些都是中医学非常重要的观点，可以说中医的治疗就集中于十二经络所对应的12个器官。

虽然眼睛没有经络，但是眼睛周围有两条经络：小肠经和膀胱经。依子午流注的顺序，小肠经在膀胱经前，是供给眼部能量的经络，膀胱经则是排出眼部垃圾的经络。近视眼、远视眼和黄斑部病变是眼部能量供给不足的现象，病位应该在小肠；青光眼因眼压太高，垃圾排出不顺畅导致，病位应该在膀胱。治疗眼睛疾病主要在这两条经络，以及其对应的脏或腑——小肠对应的是心脏，膀胱对应的是肾脏，所以调养重点就在心和肾。近视眼、远视眼、青光眼、黄斑部病变等都是症，脏腑的问题才是真正的病。

中医理论中的组织器官分类，是将复杂的人体做系统化的整理，总结出少数几个可能会生病的脏腑，简而化之，并且建立系统分析的理论和方法，通过疾病表象的症状可以找出真正的致病器官和原因，进而发展出治病方法，切实做到“治病求本”。

在系统化分析后，中医对于疾病的判定就简单得多。我们去看中医时，医生的诊断通常是气血不足、气虚、血虚，或肾虚、脾虚、肺虚，或肝热、心火旺、肺热等。

系统化的中医，从五脏的平衡和气血能量两个指标就能够诊断出一个人的身体状况。未来发展检测仪器，只要朝这两个方向发展，少量的仪器就能达到检测疾病状态，给医生提供治疗方向的依据，并且给受测者提供调养方向以及指引生活作息调整方向。现代人的多数疾病都和自身的生活方式有关，找到生活习惯上不断创造疾病的行为，是治未病最重要的一环。

更详细的脏腑分类内容，请参考《人体使用手册 2：人体复原工程》。

◆ 人体的气血能量是中医专有概念

气血能量是中医专有的概念，医生诊断中最重要的衡量指标，但目前尚无仪器可以测量这个指标。

对于任何一个独立的系统来说，总体能量都是其最重要的系统指征。由于不能测量人体总体能量，医学的发展只能以消除人体各种不适和异常为治疗目标。但是，有些不适和异常是自愈行为创造的，如果贸然消除，可能会使人体的总体能量下降。实际上，这种治疗可能对身体造成长期的伤害。

例如高血压，可能是身体愈来愈差的人，体内环境变得更恶劣，原来的压力无法将血液送达末梢某些重要器官，而为了实现这一功能，身体就提高了压力。人体出现高血压的异常之后，利用降压药降低血压，虽然血压恢复正常，但是某些重要器官可能因此无法得到血液的正常供应而逐渐衰败，一段时间后，形成了比高血压更严重的疾病。如果那个末梢的器官是大脑，那么就可能造成大脑长期供血不足。

如果能够测量人体的总体能量，在身体出现高血压之前就了解人体总体能量不足，那么高血压可能就会被定义为总体能量下降的症状，治疗的方法就不是长期控制血压，而是提升人体总体能量。

人体总体能量概念的缺乏和无法测量，使得许多因总体能量不足而出现的症状，都被错误地定义成了疾病。可想而知，由这种对疾病的错误理解所衍生出来的治疗方法，不仅不能真正解决患者的痛苦，还可能给人体带来更多的伤害，导致更严重的疾病。

有关更详细的人体气血能量的理论和说明，请参考《人体使用手册（典藏纪念版）》。

◆ 中医的人体水循环

水是人体最重要的组成成分之一，一个健康的人，体内大约70%的成分是水。中医将水的循环分为肺布水、脾运水和肾排水三个部分。

肺是布水的脏器，水是由肺分送到身体的各个器官和细胞的。身体处于肺气虚状态时，布水的能力下降，身体缺水。到达细胞的水分减少，全身显得比较瘦弱，皮肤干而黑，喝了水很快就想小便。血液中的水分比较少，在验血时各种血液的元素就显得浓度比较高，此种情况下不容易被检验出贫血。

※

细胞吸收的水分被利用后仍从细胞排出，就变成了废水。

脾主运水，脾将废水运走，运到排水的肾。身体处于脾虚状态时，运送废水的能力下降，体内各处的废水就会潴留。如果长期处在脾虚的状态，潴留的废水会使身体愈来愈肿。而浮肿就成了望诊时脾虚的主要症状。脾虚导致体内积水时，心包膜中的水分也会随之增加，出现心包积液过多的情况。这时会衍生出心悸、全身无力等多种不适的症状。

※

肾是身体排水的脏器，当脾将废水运到肾后，由肾负责将废水通过膀胱，以尿液的形式排出体外。

严重肾虚时，身体的水分无法排出，如果和脾虚同时存在，就可能导致臀部尤其肥胖，有这种体形的中国人较少，白种人较多；如果和肺虚同时存在，则可能在背部膀胱经中积存大量垃圾，形成厚厚的背部，更严重时背部可能硬如木板。

明白了身体的水循环，就可以从人的体形和肤色判断其体质，并提供适当的养生建议。例如：

肺虚多数是天凉时穿着少不保暖，长期受寒而慢慢形成的。必须调整对冷热的反应，在天冷时穿暖和些，不让寒气持续入侵；再将气血养足，促使身体启动排寒，将体内寒气一点一点地排出，这样肺虚状况就能慢慢得以改善。

脾虚则可能因气血不足而引起，气血不足，就必须从改善生活作息及饮食习惯做起，待慢慢养足气血，启动身体自愈机制，让身体一点一点地将问题排除，脾虚状态就能慢慢得以改善。

肾虚最大的原因是睡眠习惯不良，导致过低的气血水平，这种情况只能从调整生活作息做起。肾主先天之气，气先升，血才会随之增加。综上所述，良好的睡眠先改善了肾虚，而肾气的提升又使气血随之提升。

◆ 东西方对运动健身的理解

某一年的某天早晨，我陪同一位美国朋友走在上海街头，看到公园里有很多人在运动，各式各样的人做着各式各样的运动。其中几个打太极拳的人引起了外国朋友的注意，他问我："为什么中国的运动这么慢？有效果吗？"

年轻时我学过多年太极拳，知道太极拳出拳吐气，收拳吸气，一个出拳和收拳之间正好一口气。愈练气愈长，动作愈慢，功架愈低。我开玩笑地说：

"愈慢的效果愈好，功夫愈深；功夫最深的是站着都不动的。"

※

后来每次一谈到运动，我就不自觉地想起这个故事。当时我还没有学习中医，在学了中医之后才知道，原来中国式的运动重点在于用最少的能量消耗，达到疏通经络的目的。出拳的力道固然有肌肉的力量，但更多的是出拳的技巧和气的运用。

这种运动和西方运动的概念和目的都不同。中国的运动以疏通经络、健壮脏腑、提升身体的整体健康为主要目的；西方由于没有经络和脏腑的概念，认为运动效能的提高和健康是相同的，因此着重提升运动效能，以身体得到速度和力量的提高为运动的目的。

从中医的角度分析，运动的主要目的在于疏通经络。但运动会消耗大量能量，必须配合良好的营养补充、充足且质量好的睡眠，不仅把运动消耗的能量补充回来，最好还有剩余，这样才能对身体产生真正的益处。

西方的运动更着重于直观的力量增长，从体形变化和肌肉量的增长来判断运动的效果。中国式运动则着重于身体整体健康的实质性改善，目标在于延年益寿，而且是健康的长寿。

例如华佗发明的五禽戏，大多数动作都在做四肢和躯干的伸展，目的在于通过拉伸疏通身体的经络。运动过程中不需要太大的力量，也没有太快的动作，配合不同的动物形态，让身体从不同的角度进行伸展。这是典型的利用最少的能量消耗，达到经络疏通最佳效果的方法。

再如太极拳，运动重点除了伸展四肢和躯干之外，特别注重呼吸和动作的配合。每一个动作都可以分为出拳和收拳两式，出拳时呼气，收拳时吸气，呼吸速度必须尽可能放慢。随着练习时日的增长，肺活量逐渐增大，每一口气愈来愈长，打拳的速度也就愈来愈慢，功架愈来愈低。在公园里打拳时常配合音乐，这是学习过程中的教拳和练拳。真正的打拳会因为每个人气的长度不同使速度有所差异，是不需要用音乐导引的。

长期练习五禽戏和太极拳，身体可能会变得精瘦并且灵活，但不会练出强大的肌肉。这些运动的重点在于整个身体的平衡以及正确的用力方法，因此不易产生运动伤害。

在太极拳的练习过程中，随时都要注意保持脊柱和地面垂直。我们可以将这个习惯运用于日常生活中，如搬重物时，保持上半身直立，蹲下再站起来，用脚的力量而不是用腰部的力量代偿搬动物体。同时，搬动之前一如收拳时吸气，用力搬物时则是一如出拳时呼气，这样就不容易造成腰部或内脏的损伤。

很多中国式运动在人体虚弱时也能练习，但建议晨起时进行，且量力而行。长期练习的人须保持早睡早起的习惯，再配合运动疏通经络，身体总体能量自然就能提升。

◆ 断食不是人人可以做的

观察自然界的哺乳动物，饥饿是常态，偶尔才有机会吃饱。因此，耐饥饿是多数哺乳动物的本能，其肠胃系统承受饥饿的能力必定也很强。按照进化论的观点，不能承受饥饿的动物大概早就被淘汰了。

现代人吃的食物，论数量比一百年前的人至少多一倍，肠胃全年无休，根本没有机会好好清理。这种情形，和原始时代人类的肠胃可能多数时候是空的是完全相反的。对于现代人来说，适当断食可以让肠胃有机会清空积存的食物和垃圾，对健康必定是有益的。

在西医学的照护下，即使很多慢性病无法克服，也能让罹患多种疾病的人仍然能够正常地生活。这类人群在原始时代的生存环境中可能早已无法承受，更不能忍受断食的饥饿了。

前段时间我就遇到了这样的案例。一位肠道本来就有宿疾的患者，接受家人的安排进行为期两周的断食，结果在断食一周后就晕倒了。

送到医院后检查发现，他的大肠完全无法蠕动，大便全部堆积在直肠里。他最终接受手术切除了一段直肠，接上人工肛门，保住了命，但整个人瘦了一大圈，本来就虚弱的身体更加虚弱了。

※

对于重症患者、老年人或身体虚弱的人，最好不要轻易尝试这类断食疗法。排毒是需要能量的，断食疗法会让人体的能量快速下降，导致身体功能无法正常运行，这种方法只有健康的人才能尝试。

扶正和祛邪是中医养生调理最重要的两个方法。观察患者气血能量是中医诊断时最重要的一个元素，无论用哪一种方法调理，都必须让身体保持足够的气血能量，这样才能确保身体各个脏腑可以正常运行。

断食是祛邪的一种手段，但施行前先要考虑总体气血能量是否足以支撑身体排除肠胃垃圾的活动，必要时采用适当的扶正手段，才能确保祛邪手段能安全而顺利地进行。

断食是身体清理肠胃垃圾的好方法，身体虚弱的人断食时可以选择服用吸收率超过 90% 的营养补充品，如小分子蛋白。这类营养补充品可以提供营养供给，而且不会产生大便，既能达到补充能量的目的，又不妨碍断食清空肠胃的目的。充足的营养供给可以维持肠胃系统的正常运行，会使断食的效果更理想。

※

长时间断食有一定风险，而减少食量让身体在一天内的某一时段保持饥饿状态，是清理肠胃的另一个方法。如某些佛教僧侣尊崇过午不食，每天只吃一至两餐，直到清晨醒来，自然出现饥饿感，也就是在醒来之前有很长一段时间肠胃是空的。

常见的养生建议都有“早餐吃得好，午餐吃得饱，晚餐吃得少”的说法，正如符合这个概念的饮食习惯方法。

晚餐吃得少，清晨更容易出现饥饿感。活动量少的老年人可以将中餐延后至午后两三点，晚餐尽量不进食。如果觉得饿，可以吃些坚果或麦片。这种每天都进行的肠胃清理方式，可能比偶尔为之的长时间断食更为安全有效。